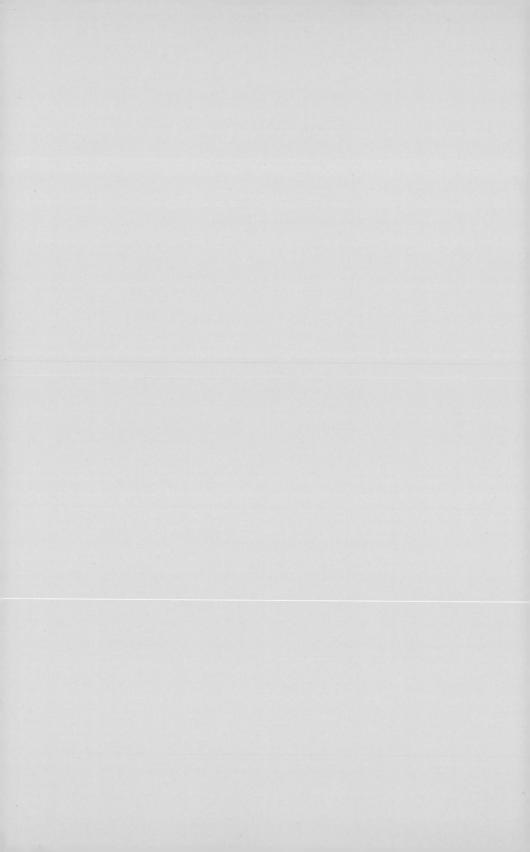

50대이후 100세까지 건강하게 ! **자연의학**

정혈 요법에 좋은 대표적인 국내외 약초 소개

깨끗한 피로 장수하는 ~

정혈요법

차종환 (Dr. JongWhan Cha) 박사 지음

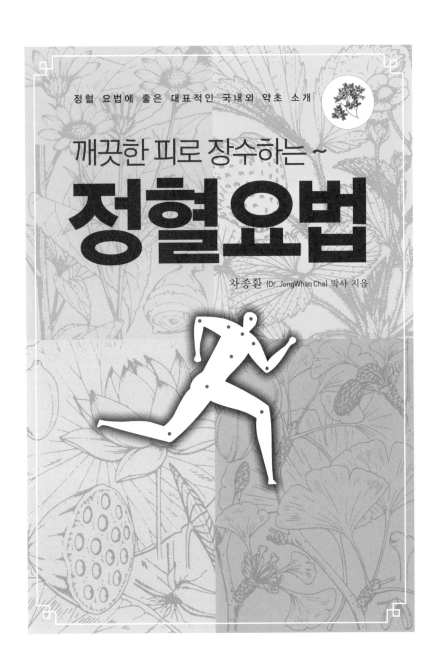

도서
출판 사사연

차례

CONTENTS

제3장 정혈

제4장 면역과 자연치유

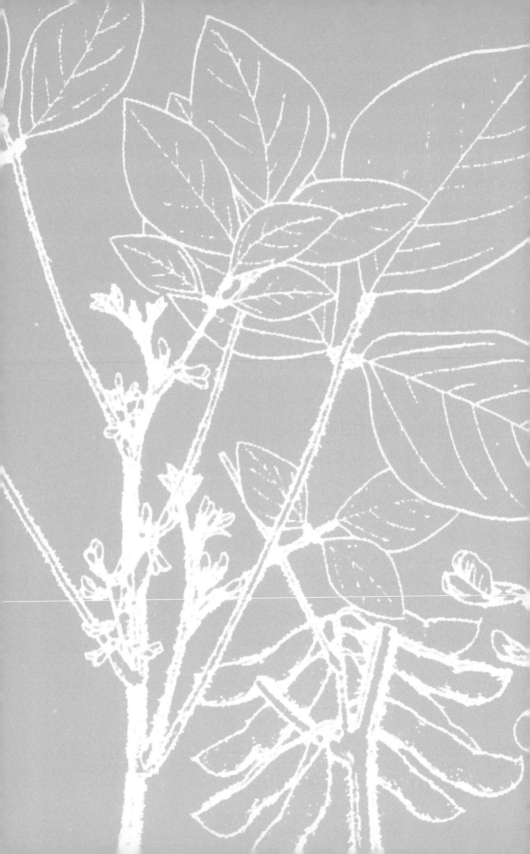

어린 시절 풀밭에 누워 흘러가는 구름을 감상하던 때가 있었다.

그때 자연식으로 산과 들 나물을 먹으면서도 비만증상 없이 건강하게 자라던 시절이 그립고 자연 생활을 하던 농촌생활과 고향의 모습이 문득 문득 생각난다. 대부분의 현대병은 어느날 갑자기 예고 없이 우리 몸을 급습하여 꼼짝 못하게 하는 것은 아니다.

병은 건강을 해치는 생활 습관이 문제일 경우가 많다.

현대 의술은 나날이 발전하건만 성인병, 비만증, 암 등으로 생명이 끝나는 경우가 많다. 오늘날 우리들은 질병에 찌드는 삶을 살지 않으면 안되는 암울한 시대에 살고 있다.

거대한 제약 업체들은 약을 통한 치료 방법을 만들어 내고 있으나 발병 원인을 찾는데는 관심이나 노력을 기울이지 않고 있다. 따라서 약의 부작용 또는 약의 공해라는 말이 등장하고 있다.

애초의 발병 원인을 제거하지 못한다면 일회용 반창고를 붙혀주는 자세와 같다.

공장에서는 우리를 병들게 하는 가공식품과 부작용을 일으키는 약들을 쏟아내고 있다.

자연에 역행하는 삶은 생명을 단축하는 지름길이다. 우리 모든 사람들이 자연에 순응하는 삶이란 건강으로 가는 길이고 참으로 아름다운 자세이다.

우리 모두 공업화, 산업화에 의해 훼손되지 않은 자연 그대로의 순수한 먹을거리와 마실거리를 찾아서 섭취해야 할 때이다. 오늘날의 건강은 가장 심각한 불균형 상태에 있거나 이미 질병 상태에 있다는 사실이다..

우리 인생은 하나의 거대한 보물찾기와 같아서 대자연의 섭리를 이해하는 것이 좋은 것이다. 자연의 섭리 가운데는 모든 생물은 자연 치유력을 보유함으로 몸의 고장이나 이상을 고치는 힘을 가지고 있다.

현대의학(전통의학, 처방의학)은 생체를 하나라고 인정하지 않고 국소적, 분석적 조사에 의해 외부에 나타난 증세만으로 치료를 하려는데 반하여 자연의학(대체의학)은 자연 치유력을 감안하고 또한 몸의 각 부위는 완전히 독립된 것이 아니라는 전제하에서 병을 생각하고 있다. 따라서 자연의학의 진수인 피를 깨끗이 하는 정혈요법으로 환자를 치료한 사례를 소개하고 정혈에 특수한 약초를 본서에서 안내하고 있다.

서양에서는 정혈요법으로 자체 어혈을 체외로 배출시키고 새로운 조혈으로서 인체를 강건하게 하는 자연 방어력을 증진시키는 여러가지 요인을 들 수 있으나 특히 소화를 정상화 하는데 신열의 균형을 도모하며 이에 따르는 식품이나 특출한 약초를 통하여 혈액을 정화시키는 방법을 사용해오고 있다. 따라서 본서에는 혈액정화에 특출한 국내외에 있는 많은 약초를 소개하고 있다.

또한 자연의학 및 대체의학이 각광을 받고 있음도 알리고 있다. 본서 탐독으로 만수하기를 기원한다. 본서 집필의 동기와 많은 정보를 주신 김기현 선생님과 일부내용을 수정하여 준 정종오 박사님께 감사드린다.

본서 출판에 뜻을 같이하여 주신 사사연출판사 사장님께 감사 드립니다.

차 종 환

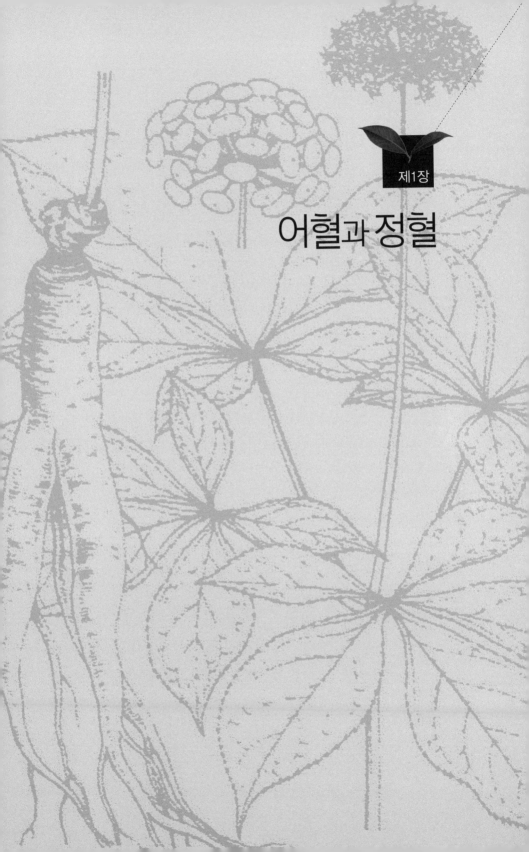

제1장

어혈과 정혈

1. 혈액의 성분과 작용

혈액은 그 자체가 빨간 액체가 아니고, 혈장(血漿)이라고 불리우는 담황색의 액체성분 속에 적혈구, 백혈구, 혈소판 등의 혈구가 떠 있는 상태로 있다. 그리고 혈액은 혈관 밖에 나오면 10분 정도 지나면 응고해 버린다.

1) 적혈구

적혈구는 양면이 오목한 원판형이며 얇은 막 속에 혈색소(헤모글로빈)가 포함되어 있기 때문에 빨간색을 띤다. 혈액 1mm 속에 남자는 500만, 여자는 450만이나 있다.

(1) 산소와 영양분을 전신에 운반한다

혈구의 일은 산소를 운반하는 것으로써 폐의 모세혈관을 지날때 혈색소에 공기 중의 산소를 결합하고 이것을 전신의 조직에 운반한다. 적혈구가 부족할 경우 빈혈이 일어나는데 빈혈이 있으면 심장병이나 호흡기 질환과 같이 심장이 두근거리고 막히기도 한다.

(2) 그 수명과 조혈작용

정상적인 적혈구의 수명은 120일인데 이동안 체내에서 일을 하면 노쇠하여져서 비장같은데서 처리된다. 즉 적혈구는 매일 1/120이 노쇠하여 소모되고 그만큼 새로이 골수 속에서 만들어 진다.

백혈구나 혈소판도 골수에서 만들어지나 이와같이 혈구는 매일 많은 양이 세포분열에 의해서 증식하고 있는 것이 특징으로써 방사선을 쪼인다든지 항암제 등의 독물이 체내에 들어가면 조혈이 장해를 받아 이들 성분이 부족하게 된다. 또 세포분열 중에 돌연변이를 일으켜 이상하게 되면 악성종양, 예를 들면 백혈병등에 걸리기가 쉽다.

2) 백혈구

백혈구는 적혈구와 비교하면 훨씬 수가 적어 1mm 중 약 7,000(4,000~1만)개가 존재하고 호중구(好中球), 호산구, 호염구, 임파구 등의 종류가 있다.

(1) 세균을 죽인다

이들 백혈구 중 호중구, 호산구, 호염구의 세가지를 합쳐서 과립구(顆粒球)라고도 부른다. 호중구와 단구는 세균이나 바이러스, 이물 등을 탐식함으로써 생체를 세균이나 바이러스로부터 지킨다.

이들 세균은 스스로 아메에바와 같은 운동을 하며 대상이 되는 이물쪽으로 가서 그것에 부착하여 이물을 탐식하고 효소에 의해 소화시켜 버린다.

폐렴이라든가 충수염 등으로 체내에 염증이 생기면 핏속의 백혈구가 증가하여 1만~ 3만 정도가 된다. 그러나 바이러스나 리케차의 감염 등일 때에는 오히려 감소하기 때문에 백혈구 수의 검사는 여러가지 질환의 진단에 도움이 된다. 백혈구 수가 어떤 원인에 의해서 상당히 감소하면 세균 등에 대한 저항력이 저하되어 감염증을 일으키기 쉽다.

(2) 면역을 만든다

임파구라고 하는 것은 면역에 관계하는 백혈구이다. 다른 백혈구와 달라서 주로 임파절이나 비장에서 만들어지는 소형이고 특징이 없는 세포이지만 체외에서 침입하여 오는 세균, 바이러스, 이물 등 이것을 배제하는 작용을 한다.

또 이들 이물에 대한 항체는 임파구와 형질세포로 만들어지고 이들 항체도 생체를 지켜주는 작용을 하고 있다. 이 임파구가 감소한다든지 그 기능이 저하한다든지 하는 경우도 감염증이 일어나기 쉽다.

3) 혈소판

혈액의 응고를 돕는다. - 혈소판은 소형으로서 세포의 파편과 같이 보이지만 점착, 응집 등의 기능이 있어서 손상된 혈관벽을 보수하기도 하고 출혈을 방지하는 작용이 있다. 또 혈액의 응고를 도와서 출혈을 중지시킨다.

따라서 혈소판이 상당히 감소하면 코피나 잇몸에서 출혈이 나고 피부에 자반이 생기기도 한다. 출혈이 그치지 않기도 한다.

4) 혈장

혈장은 담황색으로서 약 7%의 단백질이 포함되어 있는 용액이지만 그외에 소듐, 칼륨, 칼슘, 인 등의 미네랄, 포도당, 지질(脂質), 비타민 호르몬 등을 포함하고 있어 몸의 세포나 조직이 정상적인 상태로 생활하기에 적당한 환경을 만든다.

(1) 면역 글로불린

혈장 속 단백질에는 알부민이라는 영양이되는 단백질과 각종　면역 글로불린이 있다. 면역 글로불린은 세균이나 바이러스 기타 이물에 대한 항체를 포함하고 질환에 대한 저항력을 만든다. 급성 감염증을 한번 앓은 사람은 두번 다시 앓지 않는 것은 이 면역 글로불린의 작용 때문이다. 즉 바이러스라는 항원이 체내에 들어가면 이것에 대한 항체가 만들어진다.

(2) 혈액응고인자

혈장 중에는 여러가지 혈액응고인자가 포함되어 있어서 혈소판과 협력하여 혈액이 응고하게 되어 있고 출혈이 생겼을 때에는 저절로 지혈하게 된다. 이 응고 인자가 결핍하면 혈액은 응고하지 않게 되고 출혈하였을 때 지혈이 잘 않되고 혈우병(血友病) 등이 생긴다.

2. 혈액순환이 잘되면

1) 세균성 질병을 치료한다.

혈액순환이 잘되면 풍부한 영양과 산소공급으로 백혈구의 활동이 활발하여 온갖 세균을 물리치기 때문이다.

2) 신체의 고장이나 노화를 방지한다.

온 몸 구석구석에 필요한 모든 것을 제 때에 공급하기 때문이다. 혈액 순환이 빠르면 강한 전류와 에너지가 발생하여 신체에 활력이 넘친다. 전동기가 빨리 돌수록 강한 전류가 발생하는 것과 같다.

너무 당연하고 상식적인 말이지만 신체의 장기나 관절은 필요한 영양분과 산소를 공급받지 못하면 닳고 망가져서 고장이 난다. 싱싱했던 체세포도 피가 흐르지 못하면 시들기 때문에 기미, 주근깨, 검버섯 등의 갖가지 피부노화가 온다.

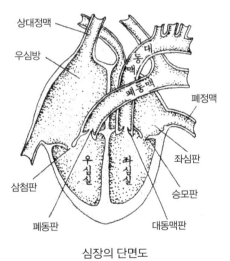

심장의 단면도

심장근육의 모세혈관이 많이 막히면 심장(=염통)이 굳어버리는 증세(심근경색=심장마비)나 관상동맥경화증이 온다. 신장의 모세혈관이 막히면 100

가지 합병증이 오고 70% 막히면 무서운 신부전증이다. 위장의 모세혈관이 막히면 갖가지 위장병이 오고 간이 막히면 간 질환이 온다.

모든 인간은 나이를 먹으면서 피가 점점 오염되고 굳어지며 모세혈관이 막히고 혈액순환이 느려지면서 온갖 질병으로 고통받다가 결국 숨을 멈추게 된다.

이 세상 누구에게 물어봐도….. 어느 병원 어느 의사에게 물어봐도 몸에 피가 잘 돌아야 무병 장수한다는 말은 변함이 없고 피가 잘 돌아야 아픈 곳이 사라진다는 것은 동서고금의 진리이다.

당뇨병 환자가 마지막에는 발가락을 자르고 발목 자르고 무릎을 자르는 경우도 있다. 왜 잘라야 할까. 피가 발가락까지 흐르지 못하니까 발가락이 썩는 것이고 나중엔 발, 다리까지 피가 돌지 않으니까 잘라야 한다.

우리 인간들은 100년을 넘기지 못하고 병들고 늙고 죽어야 한다. 사람은 누구나 나이를 먹으면서 피 속에 찌꺼기가 점점 늘어나고 모세혈관이 더욱 막히면서 피 흐름이 느려져서 병들기 시작한다.

어떤 한의학이나 종합병원에서도 막힌 모세혈관을 열어주는 기술은 없다.

산삼 녹용을 먹어도 피 흐름이 막힌 곳에는 들어가지 못하니 아무 소용이 없고 약을 주사하거나 먹어도 막혀버린 수많은 모세혈관에는 통과하지 못하니 소용이 없고 막혀버린 수많은 모세혈관은 수술로도 해결 못하고 방사선으로도 뚫을 수가 없

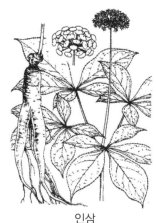

인삼

다. 정혈요법은 막혀버린 수많은 모세혈관을 어디든지 활짝 열어준다.

나쁜 피를 제거하고 오염된 피를 맑게 한다. 만병을 물리치고 예방한다.

나쁜 피를 제거하는데는 서양에서는 약초에 의해 제거하고 동양에서는 사혈에 의존한다.

3. 어혈이란?

어혈(瘀血)이란 피 흐름을 방해하거나 차단하는 죽은 피 찌꺼기(=피 쓰레기)를 말한다. 모세혈관을 틀어 막고 꼼짝않고 멈춰버린 찌꺼기들이다.

모세혈관이 막히면 막힌 부분의 앞과 뒤에서 흐르던 피가 멈추어 버리는데, 멈춘상태에서 시간이 지나면 죽은 피가 되어 시간이 흐르면서 점점 검은색으로 변한다. 이렇게 하여 어혈의 양은 점점 더 불어난다.

서양의학에서는 콜레스테롤을 어혈로 간주하고 있다. 죽은 피와 콜레스테롤이 섞인 것이 어혈이다. 어혈이 얼마나 심각한 것인지 생각해 보자.

피 속에 불필요한 찌꺼기가 많이 생길수록 모세혈관이 빠른 속도로 막힌다. 혈관이 한 번 막히면 그 주변을 더욱 막히게 한다. 골목길이 자동차로 한 번 막혔다 하면 그 뒤를 따라오던 차들이 더욱 엉켜 버리듯이 말이다. 장이나 간장에 어혈이 쌓이면 노폐물이나 독성을 걸러내지 못하여 혈액이 더욱 오염되고 체력이 떨어지거나 각종 병이 나고 어혈이 더욱 빠른 속도로 불어난다. 따라서 정혈, 즉 혈액을 맑게 유지하려면 주요 장기의 어혈을 제거해야 한다. 어혈은 소변을 통해서도 나오지만 일부는 모세혈관에 걸려 쌓이게 되며, 이것이 시간이 지나면 녹아서 서로 엉겨붙어 엿물처럼 된다. 따라서 어혈을 죽은 피 또는 모세혈관에 쌓여 움직이지 않는 피라는 개념으로 볼 수 있다.

혈액 속에 사는 백혈구가 죽을 수 있는 모든 소지는 어혈이 생기는 원인이라고 보면 된다.

어혈과 생혈은 분명히 구분된다. 생혈도 빼내어 온도가 식으면 응고가 되지만 어혈과는 다르다. 생혈은 온도가 식어야 응고가 되지만 어혈은 나오면서도 뻑뻑하며 나오는 순간 바로 굳어진다.

서양에서는 어혈을 약물을 이용하여 배설시킨다. 사혈요법에서 주장하는 어혈은 혈관을 따라도는 생혈을 말하는 것이 아니다. 모세혈관에 박혀 돌지 않는 피, 즉 죽은 피를 말하는 것이다. 어혈은 농도가 뻑뻑하기에 잘 나오지도 않고 나오는 상태를 보아도 생혈보다는 걸쭉한 것을 눈으로도 구분할 수 있다.

어혈의 특징은

* 장기나 피부의 모세혈관에 쌓여서 피흐름을 차단한다.
* 중금속, 발암물질, 항생제, 방부제, 공해물질이 모여 있다.
* 각종 노폐물과 적혈구, 백혈구, 미생물들의 시체들이 모여 있다.
* 진하고 어둡고 질다. 솜에 흡수되지 않는다. 거의 부패되었다.
* 하늘의 크고 작은 구름 덩어리처럼 인체의 곳곳에 무더기로 모여있다.

집안의 쓰레기도 내다버려야 하듯이 몸 속의 쓰레기도 내다 버리지 아니하면 병과 죽음이 온다.

엄밀히 보면 세상에 병들지 않은 사람은 없다. 그 뜻은 누구나 어혈을 보유한다는 말이며 자연법칙에 의해 제거의 균형이 이루어지고 그 정황에서 균형을 이룰 때 병의 발생은 일어나지 않는 것이며 미세하게 균형을 잃었을 지라도 축적으로부터 표출되는 증상은 상당한 시간이 걸리고 그 증상은 현대과학으로 측정이 어렵다. 우리는 여기에서 병든 자와 병들지 않은 자를 구분하고, 치유의 기법도 중요하지만 병들지 않는 예방이 더욱 중요하다.

4. 어혈의 종류

어혈의 종류는 크게 보면 1가지다. 피의 흐름을 방해하는 피는 모두 어혈이다. 피 흐름을 방해하는 방식이나 형태를 분류한다면 아래와 같이 3가지로 본다.

1) 모세혈관을 쉽게 통과하지 못하는 끈끈한 어혈

고지혈증(뻑뻑한 피)이 되거나 혈액 속에 각종 오염 물질이나 이물질이 불어나면, 시간이 지나면서 이들은 점점 피와 함께 뒤엉켜서 덩어리를 이루거나 끈적한 상태가 되어서 모세혈관을 통과하는 속도가 몹시 느리다. 마치 좁은 골목길을 망가진 대형 트럭이 지나가듯…. 뒤를 따라오는 맑은 피조차도 흐르지 못하도록 방해하는 것이다. 이런 뻑뻑하고 끈적끈적한 핏 덩어리는 없는 것이 건강에 훨씬 이롭다.

2) 모세혈관에 꽉막힌 새까만 어혈

새까만 찌꺼기가 주요 장기나 머리 속을 꽉 채우고 있는 모습을 눈으로 직접 본 적이 있는지? 끈적한 상태의 어혈이 모세혈관을 지나다가 어떤 이유로 멈춰버린다. 그 이유는 많지만, 예를 들면(특히 임신부가) 잠을 잘 때, 습관적으로 오른 쪽 어깨를 바닥에 대고 잠을 잔다면 오른쪽 어깨가 눌려서 피가 흐르기 어렵다.

세월이 갈수록 점점 검은 색으로 변한다. 그럴수록 통증이 커지고 움직이기 어려울 정도로 발전한다. 이쯤되면 한의사도 종합병원도 치료하기 어려워 진다.

3) 먹물같은 어혈

모세혈관에서 멈춰버린 상태에서 1~2일 정도 지나면 검고 어두운 색으로 변한다. 이것이 또 다시 2주~3주가 지나면 까맣게 삭아서 물처럼 변한다. 먹물처럼…. 이런 사람들은 대부분 나이 60 이상이다. 그리고 치매, 건망증, 두통이 심한 사람들의 머리 속에 있다. 그 중 제일 흔한 경우는 치매와 중풍환자이다.

5. 어혈 제거

사람 몸의 구조는 혈액순환만 잘 이루어진다면 병이나 아픔으로 죽을 이유가 없다. 그러나 우리의 몸은 나이를 먹어감에 따라 혈액순환의 장애가 일어나면서 산소와 영양분의 공급력이 떨어지게 되어 각 장기들의 기능과 면역성이 저하되면서 마침내는 노화가 지속되어 질병 앞에 무너져 버리고 마는 것이다. 이 혈액순환의 장애를 일으키는 직접적인 원인은 다름아닌 '어혈의 생성'과 '어혈의 증가'이다. 즉 피가 탁해지면서 서서히 혈액순환의 장애가 시작되어 결국에는 피의 찌꺼기들이 침전되고 모든 피의 순환로가 차단되어 산소와 영양분이 불가능하게 되니 각종 활동력이 무력해져서 노화와 질병이 올 수 밖에 없는 것이다.

'심천(心天) 사혈(瀉血)요법'은 바로 인체내의 '어혈 제거'를 인위적으로 해줌으로써 원래의 생체 기능을 회복시키는 것을 기본요지로 하고 있다.

질병을 고칠 수 있는 방법은 한 마디로 말하면 "피를 빼는 것"이다. 서양의술의 만성병이니 고질병이니 하면서 아직도 속시원히 해결하지 못하고 있는 두통, 신경통, 관절염, 식욕부진, 위장병, 탈모증, 기미, 무좀, 고혈압, 수족냉증, 그리고 사십견이니 오십견이니 하는 증상, 저리고 당기는 증세 정도는 사혈요법으로 직접 간단하게 치료할 수 있다.

서양의 정혈요법은 특출한 약초를 이용하여 어혈을 배설을 통해 제거하는 것이다.

6. 어혈의 발생 원인

어혈 발생 원인은 매우 많겠지만 대표적인 것 몇 가지만 본다면

공해, 농약, 불량식품 - 오염된 공기나 물 속에 함유된 중금속이나 화학물질의 섭취는 피를 오염시키고 어혈을 만든다. 농약이 해충을 죽이려고 나왔지만 미꾸라지, 올챙이, 지렁이, 우렁이, 붕어, 송사리 등등 모두 함께 죽인다. 마찬가지로 항생제가 병균만 죽이는 것이 아니고 인체에 이로운 미생물과 백혈구도 모두 함께 죽여서 어혈을 만든다. 어혈을 제거하는 것은 몸에서 중금속(독극물)을 제거하는 것을 포함한다.

세균침투 - 몸에 들어온 세균이 백혈구나 항생제에 의해 죽게되면 시체가 되어 떠돌다가 서로 뒤엉켜서 모세혈관을 막는 어혈이 된다.

스트레스 - 많은 어혈을 발생하게 된다. 스트레스는 혈관을 수축시켜 모세혈관을 간신히 통과하던 혼탁한 피를 멈추게 한다. 멈춘 피는 또 다른 피를 연쇄적으로 멈추게 하고 피가 멈춘 상태로 시간이 지나면 다시 흐르기가 어렵고 영원한 어혈로 머무른다. 스트레스를 오랫동안 받으면 사람이 팍팍 늙어버리는 이유도 이 때문이다.

흡연 - 흡연이 해롭다고 하는 것은 두 가지 이유 때문이다. 첫째는 니코틴이 호흡기(기관지, 폐)를 오염시켜 암을 유발하기도 하고 혈관에 침투하여 혈

액을 오염시킨다. 암을 발생하는 원인도 혈액순환이 나쁘기 때문이다.

둘째는 연기와 니코틴이 폐 속의 모세혈관(허파꽈리)을 자극하면 모세혈관이 반사적(거부반응)으로 움츠려(위축되어) 폐 속으로 들어온 산소의 운반을 어렵게 하므로 당장 두통이 오기도 하고 체세포가 산소 부족으로 신진대사(산화작용)를 이루지 못하여 어혈(쓰레기)이 더욱 발생한다.

따라서 흡연은 폐암만 유발하는 것이 아니고 모든 암 발생의 촉진제가 된다. 담배가 폐암 외에도 또 다른 암을 유발 할 수 있음이 미국에서 의학적으로 밝혀졌다고 최근의 TV 뉴스에 크게 보도 되었지만 자연 JC요법의 관점에서는 이미 밝혀놓은 사실이기 때문에 별 가치가 없는 뉴스이다.

신장과 간 기능의 저하 - 피 속에 요독, 요산과 같은 불순물과 노폐물을 걸러내는 신장과 해독작용을 하는 간의 기능이 떨어지면 빠른 속도로 피는 오염되고 찌꺼기가 누적되어 모세혈관을 막아버린다. 그 결과 수백 가지의 병증을 불러온다.

각종 약물의 복용 및 주사 - 현대인은 스스로 개발한 농약에 오염된 농산물을 먹어야 하고 또 현대의학이 개발한 항생제, 방부제, 진통제(=마취제)를 어쩔 수 없이 몸으로 받아들이고 있다.

음식의 부패를 방지하고 당장의 병을 치료하기 위해서는 어쩔 수 없는 것이라고 하지만 이것들은 모두 피를 오염시키는 무서운 독극물이다. 이런 약물들이 몸에 해롭다고 하는 이유는 바로 피를 오염시키고 어혈을 만들기 때문이다.

타박상이나 상처 - 발목을 삐거나 벌레, 독사 등에 물리거나 퍼렇게 멍이 들게 된다. 이 때 많은 어혈(=나쁜 피)이 발생한다. 멍들거나 부은 자리가 시간이 지나면서 그 자리가 풀린다는 것은 그 곳에 형성된 나쁜 피(=죽은 피)나 독성분이 다른 곳으로 이동 했을 뿐이다. 신장과 간장이 이들의 일부는 제거하지만 나머지는 몸 속의 어혈로 쌓이게 된다.

소고기 등 포화지방 - 포화지방, 불포화지방이라는 전문용어로 설명하면 이해가 잘 안된다는 분들이 많다. 누구나 경험하겠지만 소고기 국물이나 곰탕 끓인 것을 식혔을 때 위쪽으로 떠오른 소고기의 기름은 여름에도 굳어버린다. 그러나 소고기가 아닌 돼지고기나 닭고기, 오리고기, 생선 등의 기름은 추운 겨울이 아니면 쉽게 굳지 않는다. 그래서 소고기의 지방은 우리의 몸 속에서도 쉽게 굳어서 모세혈관을 막아버리므로 비만과 어혈 증가의 원인이 된다.

돼지고기나 닭고기도 정도의 차이는 있지만 지나치게 섭취하면 해롭다. 그렇다면 식물성 기름(참기름, 콩기름, 옥수수기름, 올리브유 등)은 어떤가? 냉장고 속에서도 잘 굳지 않는다. 그러나 지나치게 섭취하면 지방과잉으로 당연히 해롭다. 특히 상업적으로 판매하는 기름에 튀긴 음식은 좋지 않다. 인스턴트 식품이 나쁘다고 하는 이유도 그렇고 농약으로 오염된 수입 밀가루 음식도 피하는 것이 좋다.

소고기만 그런 것이 아니고 염소나 토끼 등의 초식동물이 거의 다 그렇다.

이에 비해 잡식동물(돼지, 오리, 개…)은 덜하다. 암환자들이 절대로 못먹게 하는 것도 소고기와 같은 것이다. 그러나 자연산 생선은 먹어도 좋다. 동물성 기름 중에서 생선기름이 가장 안전하다.

특히 등푸른 생선(고등어, 꽁치, 참치 등)이 좋다고 한다.

소고기를 많이 먹는 미국에는 헤비급 비만자들의 집합체라 할 정도이고 생선을 많이 먹는 일본인들은 비만 환자들이 매우 적고 소고기를 절대 먹지 않는 인도에는 비만 환자가 전혀 없다고 할 정도이다. 그러나 흰 쌀밥과 밀가루를 많이 섭취하면 아랫배가 볼록 나오기도 한다. 고기를 꼭 먹어야 할 일이 있다면(삶아서) 포화 지방을 확실히 제거하고 먹어야 한다.

7. 자연 정혈요법

정혈요법은 침, 뜸, 부항 등에 의해 어혈을 체외로 뽑아내거나 분산시키는 방법으로 혈액을 정화시켜 혈액순환이 잘 되도록 하는 것이다. 한국에서 인기리에 선풍을 일으키고 있는 자연 정혈요법은 자정요법으로도 알려졌다.

구분	현대의학	한국의 자연정혈요법
병의 원인	병의 종류에 따라 원인도 수 백가지, 약(치료법)도 수 천가지.	원인도 하나 치료법도 하나.
약물	입 세균의 종류에 따라서 새로운 약물을 개발한다.	약물은 필요 없다.
치료비	병의 종류와 증세에 따라 전 재산을 바치고도 부족하다.	월 비용(1인 기준) 1회용 침2개 5cent + 탈지면 60cent
학습량	평생을 공부해도 병 하나 완전히 제대로 못 고친다.	집에서 하루만 공부하면 만가지 병을 물리치는 치료사가 된다.

집에서 하루만 공부하면 종합병원을 앞서는 훌륭한 치료사가 된다.

약물이나 의료장비를 전혀 사용하지 않고, 비용도 없이, 간단한 자연의 원리 하나로 거의 모든 병을 고치고 예방할 수 있는 민간요법이다. 하루만 공부하면 50년 공부한 의사못지않은 치료사가 되는 경우가 많다.

종합병원도 못고치는 병을 스스로 고칠 수 있다고 한다. 세상을 살아가면서 모세혈관들이 조금씩 피 찌꺼기(죽은 피)로 막히면서 병이 시작되고 늙고 결국에는 죽음이 온다. 이 찌꺼기(어혈)만 청소하면 대부분 병은 당장 사라진다는 이론이다.

병이 깊고 건강이 나쁠 수록 어혈(죽은 피)이 우리 몸 안에 더 많아진다. 즉 병이 있는 곳에는 반드시 어혈이 있다. 눈병, 피부병, 잇몸병, 정신병, 우울증까지 발끝에서 머리 끝까지 모든 병은 어혈 때문이다.

심장병 환자의 심장에는 이런 피 찌꺼기(=어혈)가 가득 찼고 머리병(=두통, 탈모, 치매, 뇌졸증, 뇌경색 등)으로 고생하는 사람의 머리 속에는 이 같은 어혈이 가득 찼다. 간, 위장, 척추, 관절, 근육, 피부, 어깨, 눈 등 어느 곳이든 병이 있는 곳에는 반드시 모세혈관을 막은 피 찌꺼기가 가득하고 이를 제거하기만 하면 모든 병은 감쪽같이 사라진다.

오직 자연의 간단한 이치 하나로 피부나 근육 속의 어혈은 물론 모든 장기와 머리 두뇌 속의 어혈까지 깨끗히 제거할 수 있는 것이 자연정혈요법이다.

병으로 죽어가는 사람도 어혈만 뽑아내면 살아나고 장기는 완전히 정상으로 회복된다. 모든 병은 자연정혈요법으로 어혈만 제거하면 막힌 모세혈관들이 열리고 죽아가는 사람도 살아난다. 몸매는 탄력을 되찾고 얼굴과 피부는 꽃처럼 피어난다.

8. 자연 치유

최근 크게 대두되고 있는 서양의학과 대체의학, 자연의학의 비교를 통해 자연치유학이 각광을 받고 있다.

  *대체의학은 의사가 전래되는 치료법을 발굴해 개발하고 체계화시킨 이론

  *자연치료는 의사가 자연요법 등을 통해 질병을 치유하는 일련의 기술

  *자연치유는 일반인이 인간의 내적 치유능력과 면역력 조직을 회복, 자극, 활성
    화하여 자력으로 질병을 치유하게 하는 전인적 치유방법이라고 볼 수 있다.

질병이란 체세포가 뇌세포에게 비정상 상태, 불균형, 훼손, 오염 등을 알려
주는 일종의 신호인데 질병 전의 건강상태로 돌아가기 위해 체내에 있는 모
든 자가치료역량을 동원하는 것을 자연치유력이라 부른다.

자연은 스스로 그렇게 있는 것(Self‑So)을 뜻하고 치유력은 우주의 연속
성과 일치를 이룬다는 것이다.

자연 치유학은 다음과 같이 요점을 정리할 수 있다.

1. 질병의 근원을 찾으려고 하는 것으로 질병의 증상에 큰 관심을 갖는다.
근본이 치유되면 모든 증상은 사라지기 때문이다.

2. 모든 질병은 자연치유의 과정으로 본다.

3. 자연에 순응하면 모든 질병을 치유할 수 있다.

4. 자연 현상을 존중하고 내가 아니고 자연이 치유한다고 믿으며 단지 내가 하는
것은 자연이 하는 역할을 돕는 것이다.

5. 외부로부터의 병원균에 의해 질병이 발생되는 것이 아니라 우리의 잘못에 의
해 질병이 발생되므로 모든 책임은 우리 인간에게 있다는 것을 기본으로 하는 것
이다.

현대의학의 한계인 발병까지 기다리는 것과 발병 후에는 증상을 완화시키
고 악화되는 것을 방지하는 것에 그치는 것이 아니라 근본적으로 원인을 인

식하고 치유하자는 것이다.

그러므로 자연에 순응하며 항상 열린 마음을 간직하며 몸과 마음의 안정과 평화를 유지하게 되면 인체의 자연치유력을 활성화시키게 되어 결국 질병 발생을 예방할 수 있고 질병에 대한 근원적 치유를 하게되는 것이다. 이것이 '자연치유 요법의 목표'라고 볼 수 있다.

9. 지방과 혈액순환

기름기가 많은 음식은 혈액의 산소공급을 방해한다. 즉 육류, 버터, 마가린, 식용유를 지나치게 사용하여 만든 튀긴 음식을 많이 먹으면 핏속의 지방 분포가 높아져 피가 맑지 못하게 된다.

옛부터 내려오는 말 중에 '건강하게 살려면 피가 맑아야 된다'라는 말이 있다. 피는 우리 몸의 모든 세포 하나하나에 필요한 산소와 영양소를 공급하고 여러 가지 종류의 홀몬을 운반한다. 또 세포에 쌓인 해로운 노폐물을 간이나 콩팥으로 옮겨 해독작용을 하거나 몸밖으로 내보내는 일을 한다.

사실 피가 이러한 역할을 제대로 하려면 산소공급이 충분히 되어야 하는데, 산소공급이 충분히 된 피는 아주 빨간색을 띠지만 산소공급이 충분치 못한 피는 검붉은 빛을 띠게 마련이다.

우리의 두뇌 속에 산소가 충분히 공급되지 않은 피가 돌면 우울해지고 짜증이 잘 나는 신경질적인 마음 상태가 된다.

이같은 마음 상태가 지속되면 핏속의 콜레스테롤이나 혈당치가 올라가고 혈압이 오르며, 당뇨병이나 동맥경화증 환자의 경우 증세가 악화된다. 또 산소결핍 상태의 피는 연쇄적으로 산소 소모를 촉진하는 병적 상태를 부채질하여, 우리 몸에서 암세포나 여러 병균과 싸우는 저항력의 중추역할을 하는 T 임파구가 힘을 잃게 된다.

그런데 기름기 많은 음식을 먹어 피가 끈적끈적해지면, 모세혈관 끝까지 자유롭게 산소를 운반해야 하는 적혈구가 자기들끼리 붙어버려 몸 구석구석까지 산소공급이 제대로 되지 않아, 각 세포마다 산소가 부족해지고 제 역할을 못해내어 몸이 활력을 잃게 되는 것이다.

10. 심장과 혈관의 구조와 기능

심장은 전신에 필요한 혈액을 공급해 주는 펌프의 역할을 하는 것이며 혈관은 펌프에서 나오는 피를 운반해주는 수도관과 같은 것이다. 심장은 1분간에 약 4500cc의 피를 방출해 내며, 혈관은 전신장기에 혈액을 골고루 공급해준다. 심장은 중간에 벽(칸막이)이 있어 우심과 좌심의 2개로 완전히 갈라져 있다. 양쪽에는 각기 상하로 나누어져 있어 상부를 심방이라 하며 임시로 피가 괴어 있는 장소이고, 하부를 심실이라 하며 좌심실과 우심실이 펌프작용을 하는곳이다.

그림에서 보는바와 같이 심장은 우심방, 좌심방, 우심실, 그리고 좌심실 4개의 방으로 나누어져 있다. 우심방과 우심실 사이에는 삼첨판, 좌심방과 좌심실 사이에는 승모판, 우심실과 폐동맥 사이에는 폐동맥판, 좌심실과 대동맥 사이에는 대동맥판이라는 4개의 판막이 있어, 피를 한쪽으로만 흐르게 하고 역류를 못하게 장치되어 있다.

폐로 가는 정맥혈

전신의 각 부분을 돌아서 조직에 산소를 공급하고 대신 탄산가스와 몸에 필요하지 않은 물질을 받아들인 정맥혈은 검은 피로 되어 상반신에서는 상대정맥으로, 하반신에서는 하대정맥으로 돌아와 심장의 우심방에 흘러 들어온다.

우심방은 심방중격이라는 칸막이로 좌심방과 격리되어 있으며 삼첨판을 거쳐 우심실과만 교통되어 있다. 우심실은 좌심실과 심실주격이라는 벽으로 막혀 있고 폐동맥판을 통하여 폐동맥과 연결되어 있다. 이 삼첨판과 폐동맥판은 혈액을 한 방면으로만 흐르게 하고, 역류하지 못하게 하는 작용을 한다. 즉 우심방이 수축하면 삼첨판이 열려서 혈액은 우심실에, 그리고 우심실이 수축하면 삼첨판은 닫히고 폐동맥판이 열리는 순서로 대정맥으로부터 폐동맥으로 산소가 적은 검은피가 흘러서 양쪽폐에 흐르게 된다.

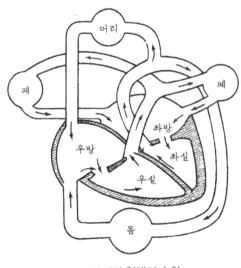

정상적인 혈액의 순환

온몸에 도는 동맥혈

폐에서는 호흡운동으로써 충분히 환기된 공기로부터 산소가 혈액내에 들어오며 탄산가스는 밀려나므로 혈액은 산소로 충만된 신선하고 빨간 성질로 변한다. 이 신선한 동맥혈은 폐정맥을 통하여 좌심방에 들어가 승모판을 지나 좌심실에, 좌심실에서 강력한 수축으로 대동맥판을 통하여 대동맥으로 한 방향으로만 흘러 나간다.

대동맥은 폐를 제외한 전신 각 부분에 산소가 충만된 동맥혈을 운반하여 사람은 매일 활발한 활동을 하게 된다.

혈액을 밀어내는 압력

머리끝부너 발 끝까지 온몸에 충분한 혈액을 보내 주려면 좌심실이 수축할 때 강한 압력을 발생할 필요가 있다. 사람의 심장에서는 보통 수은주를 100~130mm밀어올리는 압력이 발생되어 있어, 이것이 상박에 혈압기의 '만세트'를 감고 혈압을 측정할때는 수축기 혈압 또는 최고 혈압이라는 치가 된다.

좌심실이 수축한 후에 늘어나기 시작하면 이 압력이 내려가 수은주 70mm 정도가 되면 대동맥판은 닫히며 대동맥으로 밀어내는 혈류는 그치고, 승모판이 열려서 혈압은 좌심방으로 부터 좌심실로 흘러들어가게 된다. 이때 대동맥판이 닫힐 때의 압력을 확장기 혈압, 또는 최저혈압이라고 하는 것이다.

폐에 혈액을 흘러들어가게 하는 것은 우심실이 같은 작용을 하지만, 온몸에 혈액을 보내는 대동맥계보다는 낮은 앞력으로 충분하여, 좌심실의 3분의 1에서 4분의 1의 압력으로 폐에 혈액을 보내주고 있다.

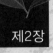

제2장

현대의학과
대체의학의 공조

1. 현대의학의 오만성

유한한 존재인 인간이 죽는 한, 또는 질병으로 고통받는 한, 의학의 힘은 특별할 수밖에 없다. 그러나 오늘날 현대의학은 엄청난 전문성을 무기로 신격화된 의학으로 군림하고 있다. 미국의 소아과 전문의 이자 저명한 의학 저술가인 로버트 멘델존은 "오늘날 현대의학은 스스로 종교, 그것도 완전히 우상숭배의 종교가 되었다."고 그의 저서에서 말하고 있다.

현대의학의 위치는 절대적이기에 의사들의 권위의식 또한 엄청나다. 환자에게 오만한 진단을 거침없이 내린다. "앞으로 살 날이 3개월 정도 남았습니다." "1개월을 넘기지 못하겠습니다." 이 얼마나 무서운 말인가! 의사는 신이 아니다. 의료에서 확실한 것은 거의 없다. 그럼에도 공포에 떨고 있는 환자에게 마치 신이라도 된 양 사형 선고를 내리는 것은 그 어떤 이유로도 정당화될 수 없다.

현대의학은 '현대의학의 치료만이 최고'라고 여긴다. 다른 의학과 다른 사고방식을 전혀 인정하지 않는 배타적이고 폐쇄적인 태도를 보인다. 과학적 의학을 지향하는 현대의학은 과학적으로 증명할 수 없는 요법이나 이론은 무시하고 사이비 요법이라고 매도하기도 한다. 자연의학과 동양의학, 민간요법 등 수천 수백년을 이어 온 경험의학을 과학적으로 검증되지 않았다는 이유만으로 배척하고 있다.

원래의학이란 경험의 축적에 의해 탄생한 것이다. 인간의 경험과 체험은 세계 어느 지역을 막론하고 비슷하기 때문에 유사한 자연요법이 전해 내려오는 경우도 있다. 자연의학을 비과학적이고 원시적이라고 말하는 것은 현대의학의 권위주의적인 오만이다.

자연의학은 몇 천년을 내려오는 인류의 생활 과정에서 얻은 귀중한 체험과 지혜의 산물이다. 한 과학자가 실험실에서 경험하는 것만이 실험이 아니라, 세대와 세대에 걸쳐 인류가 겪어온 경험이 더 과학적인 실험일 수도 있다.

과학이 지금까지 발견해 낸 것은 이 무한한 세계에서 모래알 같은 것인지도 모른다. 그리고 생명에 대해 인간이 밝혀낸 과학과 지식이라는 것도 절대 불변일 수는 없다. 우리가 절대적으로 믿었던 과학과 지식이 하루 아침에 쓸모없는 것이 되어 폐기되기도 한다. 현대의학사에서도 한때 신성불가침인양 절대적 진리로 여기던 이론 및 치료법이 장기적인 임상 결과 오히려 해롭다는 사실이 밝혀진 경우도 많다.

과학적인 것만이 유용하고, 비과학적인 것은 진정한 지식일 수 없다는 편견을 바로 잡자는 것이다. 현대의학으로 치유가 되지 않는 질병이 자연의학을 통해 낫는 경우는 비일비재하다. 그것을 과학적 뒷받침이 없다고 해서 그 결과를 부정하거나, 비과학적으로 치부해 버리는 것은 오히려 비합리적인 태도이다. 얼마나 좋은 의학인지는 오로지 치료 결과로 판단되어야 한다. 현대의학의 지식체계로 이해되지 않는다는 이유로, 즉 모르면 비과학이라는 것은 과학의 편협한 횡포일 것이다.

현대의학은 이제 그 권위의식을 벗고 굳게 닫힌 문을 열어야 한다. 세상의 어떤 의학도 절대적일 수는 없다. 그리고 세상에는 무수히 많은 의학과 의술이 존재한다. 환자의 고통을 덜어 주고 생명을 살려 낸다면, 그 어떤 요법도 훌륭한 의학이고 의술이다. 편견을 버리고 세상의 모든 의술을 대할 수 있어야 한다.

2. 국민건강백서 2000

1990년 미 공중보건부는 건강과 질병에 대한 현 의료체계의 접근 방법에 대한 개혁의 필요성을 인식하고 700쪽에 달하는 「국민건강백서 2000」이라는 보고서를 발표했다. 이 보고서는 국민의 건강을 2000년까지 전체적으로 개선시키는 과정과 목표를 낱낱이 기록하면서, 국가가 단순히 환자의 생명을 살리는데 그치지 않고 그들이 행복한 삶을 누리도록 도와야 한다고 주장하고 있다.

보고서는 "한 사람의 건강은 전체 사망률보다 더 중요하다. 건강은 불필요한 고통, 질병, 장애를 감소시킴으로서 온다. 따라서 건강은 시민들이 건강하다고 느끼는 감정으로 평가된다. 한 나라의 건강은 모든 국민들이 얼마만큼 건강을 얻었는가로 평가된다."고 밝히고 있다. 이 목표를 달성시키기 위해 이 보고서는 '질병 예방과 건강 증진에 대한 국가의 엄청난 에너지와 창의력의 활성화'를 촉구하고 있다.

이 대체의학 보고서는 「국민건강백서 2000」정신의 일환으로 탄생되었다. 이 보고서의 목적은 수많은 미국민의 건강을 앗아가는 질병과 증상들에 대항해 싸우는데 최상의 도움이 되는 '대체치료'가 어떤 것인지를 조사하는 데 있다. 이 보고서를 작성하는데 도움을 준 사람들은 삶의 질을 높이고, 질병의 예방과 현대의학이 답을 주지 못하는 증상을 치료하는 것을 강조하는 이들로 구성되어 있다. 이 의료 체계와 치료법을 표현하기 위해 '대체의학'이라는 유명한 단어를 선택했다. 다른 말로는 유럽에서 선호하는 '보완의학'이라는 말이 된다.

이 보고서는 대체의학에 관한 기초 정보로 구성되었는데, 장차 연구와 정책 토론의 방향을 잡는데 이용될 수 있을 것이다. 특히 이 보고서는 대체의학센터가 대체의학에 대한 정보를 구축하여 정책 입법자들과 공공보건 전문가들이 건강 체계를 선택할 때 올바른 결정을 할 수 있게 도움을 줄 것이다.

대체의학센터의 목표는 현재 환자들과 의사들에게 통용되는 대체의학의 보조 바퀴에 첨가될 수도 있는 잠재적인 치료법의 발견, 개발 그리고 효과를 찾는데 박차를 가하는 것이다. 끝으로 이 보고서는 현대의학과 대체의학의 장점을 통합하여 새로운 의료 체계를 개발하는데 기초를 이룰 것이다.

3. 의사의 현대의학 고백

나(로버트 S. 멘델죤)는 현대의학을 믿지 않는다. 더 솔직히 말하면 나는 현대의학에 반대하는, 현대의학의 이단자다. 물론 나도 처음부터 현대의학을 믿지 않았던 것은 아니다. 믿지 않기는 커녕 오히려 열렬한 신자였다. 의과 대학생 시절, DES(디에틸스틸베스트롤)라는 여성 합성 호르몬제 연구가 활발했는데, 현대의학을 믿고 있던 나는 이 약에 대해 조금도 의심을 품지 않았다. 그러나 20년 후, 임신 중에 이 약을 투여 받은 아이들에게서 자궁경부 암이나 생식기 이상이 지나치게 많이 발견되었다. 당시의 나로서는 꿈에도 생각지 못한 일이었다.

또한 연구생 시절, 미숙아의 산소요법이 최신 의료설비를 자랑하는 큰 병원에서 시행되었다. 그러나 이 치료를 받은 약 90%의 미숙아에게서 약시나 실명 등 중증의 시력 장애(미숙아망막증)가 발생했다. 이 사실을 알면서도 병원은 치료법에서 원인을 찾으려는 노력을 게을리 했다. 한편 의료 수준이 열악한 근처 병원에서는 미숙아망막증 발생률이 10% 미만이었다. 발생률이 왜 이토록 차이가 나는지 교수에게 묻자 그는 이런 대답을 했다. "제대로 된 치료법을 쓰지 않은데다 발생률도 정확하게 조사하지 않았기 때문이야." 나는 그 대답을 믿었다.

미숙아망막증이 고농도 산소의 투여로 인해 발생했다는 사실을 안 것은 그로부터 1, 2년 후의 일이었다. 경제적으로 여유가 있는 병원은 최신식의 고가 플라스틱제 보육기를 설치했기 때문에 산소가 새지 않고 보육기 안에 가득하여 미숙아를 실명시켰지만, '수준 미달의 병원'에서는 구식의 틈이 많은 덮개가 달린 욕조 같은 보육기를 사용해 산소가 많이 샜고 이것이 결과적으로 미숙아를 실명에서 구해준 것이다. 이런 일이 있었지만 그럼에도 나는 계속 현대의학을 믿었다.

그 후 나는 어느 연구 그룹에 참가해 과학 논문을 작성했다. 주제는 미숙아의 호흡기병에 테라마이신이라는 항생제를 사용하는 문제에 대한 것이었다. 논문 안에서 우리들은 '이 약에는 부작용이 없다'고 주장 했다. 과연 그럴까.

그 후의 연구에서 테라마이신을 비롯한 모든 항생제는 미숙아호흡기감염증에는 별로 효과가 없을 뿐 아니라 테라마이신이 함유한 테트라사이클린계 항생제에 의해 수천 명의 아이들 치아가 황록색으로 변색되고, 뼈에 테트라사이클린 침착물이 생기는 것이 확인되었다. 부작용이 나타나기 전에 논문을 쓰면 모든 약에는 '부작용이 없다'고 단언할 수 있는 것이다.

그래도 현대의학에 대한 나의 믿음은 흔들리지 않았다. 나는 편도선, 흉선(흉골 뒤쪽에 있는 내분비선의 하나), 림프절에 방사선 치료가 효과가 있다고 믿었다. 이 치료법에 대해 교수들은 '방사선을 쬐는 것은 위험하지만 치료에 사용되는 정도의 방사선은 전혀 해가 없다'고 단언했기 때문에 나는 그 말을 믿었다. 그러나 '전혀 해가 없는' 방사선이라도 10~20년 후에는 갑상선종을 일으킬 수 있다는 사실이 그 후의 연구에서 판명되었다. 마침내 현대의학이 몰고온 무수한 불행의 씨앗을 잘라낼 시기가 도래한 것이다. 이렇게 깨닫자마자, 내가 방사선으로 치료했던 환자들의 얼굴이 떠올랐다.

그들 중 몇 명은 갑상선종을 치료하기 위해 나에게 다시 올지 모른다는 생각이 나를 괴롭혔다. 나는 더 이상 현대의학을 믿지 않는다. 대부분의 사람들은 현대의학은 멋진 것이고, 그 기술을 가진 명의에게 치료 받으면 건강해질 것이라고 믿는다. 그러나 그것은 대단한 착각이다. 의료행위의 당사자인 의사들이야말로 건강을 위협하는 가장 위험한 존재이기 때문이다.

현대의학에서 행하는 치료는 효과가 없는 경우가 많다. 효과는 커녕 치료 받은 뒤에 오히려 위험해지는 경우가 종종 있다. 게다가 병이 없었던 환자라도, 충분히 검토되지 않은 채 치료부터 하려 들기 때문에 그 위험성은 점점 더 커진다.

현대의학을 구성하는 의사, 병원, 약, 의료기구의 90%가 사라지면 현대인의 건강은 당장 좋아질 것이라고 나는 확신한다. 현대의학은 언제나 과잉 진료에 몰두하고 있으며, 그것을 자랑으로 여긴다. 중증의 환자에게만 하도록 되어 있는 특수한 치료를 가벼운 증상의 환자에게도 당연한 듯이 행하고 있다.

4. 현대의학과 대체의학

현대의학 이외의 방향에서 의료를 실시해보려는 시도가 일부 의료 현장의 의사들 사이에서 퍼져나가고 있다. 대체의학이나 보완의학과 관련이 있는 학회도 증가하고 있다. 서양의학의 단점을 대체하기 위한 다른 선택의 여지를 찾고 있는 현실을 보여 준다.

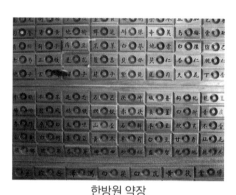
한방원 약장

서양의학은 약효가 매우 빨라 복용하면 효과가 바로 나타나지만 그와 동시에 부작용도 강하다. 그 때문에 고통스런 경험을 하는 환자들이 많이 있다. 그런 사람들이 부작용이 없거나 아주 적은 의료를 찾게 되면서 대체의학이나 보완의학을 선택하고 있다.

대체의학이나 보완의학으로는 한방, 침구, 아로마테라피, 호메오파시 (homeopathy, 통종요법, 유사요법) 등 여러 종류가 있는데, 모두 모의 생체 반응을 천천히 자극하여 치유를 촉진하는 치료다. 면역을 높이거나 순환을 좋게 하거나 배설을 좋게 하는 것으로 치유를 촉진시킨다. 서양의학은 병변에 직접 자극을 주지만, 대체의학은 생체반응을 이용하기 때문에 효과도 서서히 나타난다. 그 방식은 인간의 신체가 질병이나 부상에서 자연히 회복될 때의 치유능력과 비슷하다. 그런 의미에서 대체의학이나 보완의학은 앞으로 비약적으로 발전할 수 있는 분야다.

현대의료를 형성해온 서양의학도 무조건 부정해서는 안 된다. 서양의학의 발전으로 정밀한 관찰과 실험이 가능해졌으며, 많은 감염증도 극복할 수 있었다. 서양의학이 인간의 건강을 위해 지금까지 해왔던 역할은 매우 크다. 서양의학이 질병을 분석적으로 포착하는 방향으로 나가면서 약점이 발생해 버렸다. 몸 전체의 건강을 파악할 수 없게 된 것이다. 그리고 분석의학이나 약학의 발전 덕분에 약도 성분이 강한 것이 만들어져 서양의학의 약은 병소(病巢)에 직접 작용한다는 의미에서는 상당한 힘을 발휘하지만, 몸 전체의 건강과 질병의 치유에는 정말로 의미가 있는 것인지 고려하지 않게 된 것이다.

항암제를 투여하면 암 자체는 확실히 작아진다. 하지만 암이 작아졌을 뿐 암이 나은 것은 아니다. 건강한 생활을 되찾아야 비로소 '나았다'고 말할 수 있다. 암은 작아졌지만 부작용 때문에 몸 전체의 건강이 흐뜨러져 매우 괴로운 상태로 생활한다면 그것을 과연 바람직한 의료라고 할 수 있을까. 서양의학의 한계가 바로 여기에 있다.

암 환자들을 보고 있으면 암 의료기 과도기에 접어든 것 같은 느낌이 든다. 대부분의 환자들은 우선 서양의학에 의지한다. 서양의학에서 할 수 있는 모든 치료를 받은 뒤에 또 다른 치료 방법은 없을까 하는 마음으로 대체의학을 찾아 나서는 것이 현실이다. 아직은 서양의학과 대체의학을 처음부터 대등한 선택의 여지로 두는 상황은 아니라는 말이다.

의사들을 찾아오는 환자들 중에는 서양의학에서 투여한 약물로 체력이 완전히 소모된 경우가 대부분이다. 정말 유감스런 일이 아닐 수 없다. 서양의학에서 두 손을 들었다, 즉 치유의 가능성이 없다는 말을 듣고서야 대체의학을 선택하는 것이다. 서양의학 외에도 선택의 여지가 있다는 사실을 평소에 의식해 두기를 바란다.

그렇게 하면 체력이 강한 젊은 사람이나 급성 질환인 경우에는 서양의학으로 빨리 대처하고, 만성이며 오랜 시간을 들여 치료해야 하는 증상인 경우에는 몸의 치유능력을 높여주는 대체의학을 시험해보는 식으로 보다 효과적인 선택을 할 수 있을 것이다.

5. 대체 의학의 근본정신

대체의학의 의의는 바로 각종 스트레스를 해결하느냐데 있다.

그 스트레스가 병을 유발하기 때문이다. 인체에 대한 스트레스의 종류를 보면 유전적인 독소, 정서장애, 부정적인 생각과 습관, 상처받은 마음과 잠재의식, 체내 대사 물질의 축적, 중금속이나 화학 용해 물질 같은 환경 공해 물질, 약물 독소, 기생충, 박테리아, 바이러스, 곰팡이, 지자기, 전자파, 방사성 물질, 심지어는 영적인 문제에 이르기까지 수없이 많다.

인체의 면역성을 떨어뜨리는 이 모든 독성 장래를 근본적으로 해결해야 한다는 것이 대체의학의 근본정신이다. 그것은 바로 전인 치유로 이어진다. 대체의학은 이 전인 치유를 달성하기 위해 원인 치료에 큰 무게를 두고 있다. 현대의학적이든 동양의학적이든 아니면 민간요법이든 치료효과가 있다면 어느 것이라도 사용하겠다는 것이다.

확실한 메케니즘을 가지고 치료에 임하는 것을 원칙으로 많은 자금을 투자

하고 있는 것이다. 그런 점에서 대체의학의 치료 원리는 단순하면서 매우 합리적이다.

6. 의사의 현대의학 약처방 문제

항생제가 만병통치제가 아니다. 페니실린이 효과를 나타낼 수 있는 것은 세균성 감염증에 한해서이며, 감기나 인플루엔자와 같은 바이러스성 감염증에 투여하는 것은 별 효과가 없다. 페니실린을 비롯한 항생제에는 다음과 같은 특징이 있다.

＊감기나 인플루엔자의 회복 기간을 단축할 수 없다.
＊합병증을 예방할 수 없다.
＊코나 목 안에 존재하는 균의 수를 감소시킬 수 없다.

항생제에는 경고가 써 있으나 대부분 의사들은 설명서에 눈길을 주는 일이 드물고 의사들의 과잉투약 습성을 고치는 일은 어렵다.

세균은 적응력이 강한 미생물로서 약제에 접근하면 접근할수록 그 이후 세대의 세균은 그 약에 대하여 내성을 갖추게 된다. 일찍이 임질의 치료는 소량의 페니실린으로 충분했으나, 지금은 다량의 항생제를 두 번이나 맞지 않으면 낫지 않게 되었다. 경우에 따라서는 별도의 약품을 병용하지 않으면 치료가 않되는 경우도 있다. 예전의 의사는 '치료의 대리인'이었으나 지금에 와서는 '병의 대리인'역 으로 전락해 버린 경우가 허다하다.

현대의학은 경증 환자에게까지 안이하게 과잉 치료를 행함으로써 오히려 중증 환자의 치료에 유효한 치료법을 무력화시켜 버리는 실로 어처구니 없는 결과를 초래하고 말았다. 대부분의 의사가 일찍이 자랑으로 여기고 있던 기적의 의료가 이제는 다량의 약제를 함부로 투여하여 환자에게 해를 입히는 의료로 전락한 경우가 많다.

약이 의학이라는 과학의 순수한 산물이라면, 그 사용은 마땅히 건전한 판단에 근거한 과학적이고 합리적인 행위가 되어야 할 것이다. 그러나 현실에서의 의학은 순수한 과학이라고 말할 수 없으며, 따라서 약도 과학의 순수한 산물이라고 말하기 어렵다. 게다가 그 사용은 불건전하고 비과학적이며, 비합리적인 행위로까지 전락하고 말았다. 약이라고 하는 것은 현대의학이라는 종교의 신앙의 대상으로 변했다.

1998년 4월 15일자 미국의사회 잡지(JAMA)에 충격적인 글이 실렸다. 그것은 약물에 따른 부작용 때문에 사망한 미국인들의 수에 대한 기사였다. 이글은 지난 32년 동안의 연구 결과여서 독자들을 더욱 긴장시켰는데, 병원에서 주는 약의 부작용 때문이라는 것이었다. 따라서 약물 부작용은 심장병, 암, 뇌졸중에 이어 사망 원인 4위를 차지하게 되었다.

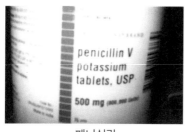

페니실린

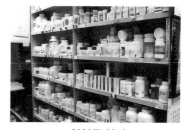

양약국 약장

미국 정부는 독성과 부작용이 없는 자연 치료약의 사용과 계발에 무척 게으른 것 같다. 반면 투표권을 가지고 정치력을 행사하는 이익 단체를 옹호하는 편의주의로 나가고 있으며, 제약 회사들과 타협해 이익만을 추구하는 이기주의로 나가고 있다는 느낌을 지울 수가 없다.

＊위의 글은 멘델존의 글에서 발췌

7. 약물요법과 부작용

현대의학에서 쓰이는 화학 합성 의약품이 등장한 것은 19세기부터이다. 그 전까지는 가공하지 않은 생약 자체를 약으로 쓰다가 과학이 발달하면서 특정한 유효 성분만을 추출해 약을 만들게 되었다. 이후 현대의약은 발전을 거듭해 왔고, 약의 종류도 무수히 많아졌다.

현재 국내에서 유통되는 의약품은 대략 2만 2000여 종(2006년 기준)이다. 세계보건기구(WHO)가 간행한 필수의약품 목록에 실려있는 효능 물질의 종류가 수백 종인데 비해 엄청나게 많은 약이 유통되고 있는 셈이다.

약은 '양날의 칼'처럼 유용성과 위험성을 동시에 갖고 있다. '질병을 치유하는' 본래 역할대로 약이 인류에게 준 가장 큰 혜택은 전염병의 공포에서 어느 정도 벗어나게 해준 것이다. 약의 발전에 힘입어 현대의학은 세균이 인체에 침입해 일으키는 감염성 질환에서 큰 성과를 낳았다.

현대의학의 발달사에서 약이 차지하는 역할이 커지면서 '병은 약으로 고친다'는 정형화된 의료 패턴이 뿌리내리게 되었다. 그러나 역설적으로 이 고정관념이 오늘날 질병의 치료를 방해하고 '약으로 오히려 병을 얻는' 약원병(藥原病)을 부추기고 있다. 약에 대한 의존도가 높아지면서 인간의 자연치유력은 약화되었고' 약물 남용의 결과 공포의 내성균이 등장해 생명을 위협하는 등 갖가지 심각한 부작용을 낳고 있다. 병원균을 죽이는 항생제가 등장하면서 인류는 세균성 질병을 쉽게 치료할 수 있게 되었다. 단시간에 수많은 인명을 앗아가는 전염병을 제압하는 현대의약사에 가장 빛나는 성과를 낳았다.

최초의 항생제인 페니실린의 효과는 실로 기적에 가까웠다. 페니실린은 전쟁에서 부상당한 사람들에게 우선적으로 공급되었는데, 개발 당시 마치 만병통치약처럼 쓰였다. 상처가 썩어서 죽어가던 병사들, 폐렴에 걸린 수많은 아이들이 페니실린 덕분에 기적처럼 목숨을 구했고, 그 외에도 세균으로 인한 질병에 두루 효과가 있었다. 페니실린 이후 연쇄상 구균, 폐렴구균, 임균, 매독균, 결핵균 등에 쓰이는 여러 항생제가 화학적으로 합성돼 개발되었다.

전염병에 대한 백신과 아울러 항생제는 약품 천국의 신화를 낳는 일등 공신이 되었다. 인류는 세균과의 싸움에서 승리를 예상했고, 병원균의 공포에서 완전히 벗어날 수 있을 것이라고 낙관했다. 그러나 확신에 찬 그 기대는 빗나갔다. 세균이 내성, 즉 항생제에 견디는 힘을 갖고 더 강해지면서 새로운 문제를 낳았다.

1941년, 환자에게 처음 페니실린을 투여한 이듬해부터 페니실린에 내성을 보이는 세균이 등장했다. 이들 세균은 포도상구균으로 밝혀졌으며, 그 후 단순히 내성을 보이는 수준을 넘어 병원에서 자주 검출되었고, 환자와 병원 직원이 감염되기 시작했다. 1946년에는 페니실린에 내성을 가진 임질균이 출현해 빠르게 번지기 시작했고, 이를 막기 위해 1960년 영국에서는 이전 용량의 50배에 달하는 항생제를 투여하기도 했다. 1980년에 이르러서는 인체가 감당하기 힘든 고농도의 항생제 용량에도 효과가 없는 내성균이 등장했다.

1994년 미국과 영국에서는 항생물질을 먹고 증식하는 슈퍼 바이러스까지 발견되었다. 당시 해당균이 크게 번식하지 않아 다행히 큰 문제는 없었지만 항생제에 의존하는 우리사회의 미래가 얼마나 위험한지를 경고한 것이다.

8. 약의 부작용

약은 유용성과 위험성을 동시에 갖고 있음을 앞에서 언급한 바 있다. 1928년 '트로트라스트'라는 방사선 조영제가 장이나 비장, 림프절의 방사선 촬영에 처음으로 사용되었다. 이 약물은 19년 후에 적은 양으로도 암을 일으킨다는 사실이 밝혀져 세상을 놀라게 했다. 1937년 항생제 '설파닐아마이드'는 부작용으로 신부전증을 일으켜 100명 이상의 사망자를 냈고, 1950년대 항생제 '클로람페니콜'은 재생 불량성 빈혈을 일으켜 많은 피해자를 낳았다. 또 1962년 고지혈증 치료제 '트리파라놀'은 백내장을 비롯한 갖가지 부작용을 일으켰다.

1957년 독일에서 개발되어 임산부의 입덧 진정제로 사용된 '탈리도 마이드'는 1950~60년대 세계 48개국에서 1만 명의 기형아를 출산시키면서 인류 역사상 가장 악명을 떨친 약물이다.

그동안 알려진 약의 대표적인 부작용 사례는 항생제의 시초인 페니실린 과민 반응으로 인한 쇼크사, 테라마이신이 함유된 테트라사이클린계 항생제에 의한 치아 변색, 여성 호르몬제에 의한 암, 스테로이드제에 의한 부신 기능 저하와 쿠싱증후군, 항히스타민제에 의한 졸음과 운동신경 둔화, 항생제에 의한 강력한 내성균의 등장, 진통제에 의한 위장 자극과 혈액순환 장애, 위산

분비 억제제에 의한 노화 촉진, 혈압약에 의한 성기능 장애, 당뇨약에 의한 지질 축적과 동맥경화, 항암제에 의한 면역 기능 저하와 발암, 신경안정제에 의한 심각한 약물 중독, 심장 관상동맥 확장제에 의한 간 이상과 백혈구의 증대, 교감신경 억제제의 일종인 레셀핀계 강압제에 의한 유방암, 심부전 치료약인 디기탈리스 배당체에 의한 시각장애, 혈전용해제 헤파린에 의한 혈액 응고 장애, 마취제 할로탄과 결핵약 아이소나지드에 의한 간 이상, 갑상선 질환제와 철분제에 의한 위장장애, 간질 치료제에 의한 기억력 감퇴, 고지혈증 치료제에 의한 근육 약화, 기관지 확장제에 의한 기관지 염증과 폐렴 등 이루 헤아릴 수 없이 많다.

오늘날 꿈의 신약이라 불리며 등장한 첨단 신약 역시 부작용 피해를 낳고 있다. 2004년 머크사의 관절염 치료제 '바이옥스'를 복용한 2만 7000여 명이 심장질환을 일으켜 일부가 사망한 것으로 추정된다고 미국식품의약국(FDA)은 발표했다.

1997년 시판된 워너 램버트사의 당뇨병 치료제 '레쥴린'은 당뇨 치료사를 새롭게 쓸 획기적인 신약으로 세계적인 관심을 모았지만, 간과 심장에 치명적인 손상을 입히는 부작용이 드러났고, 58명의 사망자를 내면서 2000년 퇴출되었다.

1997년 시판된 바이엘사의 콜레스테롤 저하제 '베이콜(스타틴 제제)'은 근육 약화로 횡문근 융해증을 일으켜 1000여 명의 부작용 피해자와 50명 이상의 사망자를 내면서 2001년 시장에서 사라졌다.

또한 고혈압 치료제 '포시코르'는 심장 기능을 저하시키는 심각한 부작용을 낳으며 1998년 퇴출되었고, 진통제 '듀랙트'는 간 손상으로 사망자를 내면서 1999년에, 과민성대장증후군 치료제 '로트로넥스'는 대장을 괴사시키는 심각한 부작용으로 2000년에, 속 쓰림에 쓰는 위장약 '프레팔시드'는 유아의 위산 역류로 인한 구토증에 사용되어 300여명 이상의 사망자를 낸 후 2000년 시장에서 사라졌다. 전 세계적인 관심을 모았던 발기부전 치료제 비아그라도 심장이 약한 사람의 경우 사망에까지 이르게 할 수 있다는 사실이 뒤늦게 밝혀졌으며, 시판 7개월 만에 미국에서 130명의 사망자를 내는 피해를 낳았다.

제약회사들은 임상시험을 거치고 관련 기관에 승인을 받은 후 신약을 시판한다. 그런데도 시판 후에 다양한 부작용이 드러나는 것은 임상시험의 한계 때문이다. 신약의 임상시험은 건강한 사람이나 해당 질병 외에는 전혀 문제가 없는 비교적 건강한 사람을 대상으로 한다. 그러나 실제 약을 복용하는 이들은 임상시험에 참가한 이들보다 건강하지 못한 경우가 대부분이다. 그로 인해 약이 시판된 후에 어린이나 노인, 임산부, 여러 질병을 갖고 있는 만성질환자들에게 치명적인 부작용이 나타나는 것이다.

다음, 신약의 평가기간이 충분하지 않다는 것도 문제이다. 새로운 약을 주로 개발하는 다국적 제약사들이 신약의 승인을 신청하는 미국식품의약국의 경우 임상시험 등의 평가 기간이 2개월에서 7년 정도이며, 평균 23개월 정도가 소요된다.

그러나 1992년 '전문 의약품 허가 신청자 비용부담법(PDUFA)'이 통과되면서 초스피드로 신약이 승인되고 있다. 암이나 에이즈처럼 생명을 위협하는 질병의 경우 신약의 평가기간이 길어서 그 혜택을 받지 못하는 환자들이 있다는 여론과 제약사들의 끈질긴 로비로 인해 미국 의회는 이 법안을 통과시켰고, 신속하게 신약을 평가하기 위해 필요한 인력과 재원을 제약회사가 부담하는 '신청자 비용'을 청구할 수 있게 했다.

1992년 이후 미국식품의약국은 유례없는 속도로 약품을 승인하고 있으며, 생명을 위협하는 질병에 대한 '긴급승인요청'의 경우 전체 승인 시간이 평균 12개월에서 6개월로 줄었다. 우리가 복용한 약은 간에서 대사 과정을 거쳐 혈관을 통해 온몸으로 이동하고, 목표물에 가서 약효를 낸 후 남은 찌꺼기는 배출된다. 그러나 약 성분이 100% 몸 밖으로 배출되는 것은 아니다. 아무리 안전한 약이라고 해도 장기간 또는 과다 복용하면 체내에 쌓이게 되고, 시간이 흐르면서 예기치 못한 부작용이 나타날 수 있다.

약물의 장기 복용은 특히 간을 훼손시킨다. 오늘날 병원에서는 약을 처방할 때 여러가지 약을 함께 사용하는 '다제 병용 요법'을 주로 쓴다. 단순한 고혈압의 경우에도 몇 가지 약을 같이 쓴다. 치료 효과를 보강하기 위한 이유도 있고, 처방하는 약으로 생길 수 있는 부작용을 막기 위해 또 다른 약을 쓰기도 한다.

9. 현대의학은 증상 완화에만 신경

오늘날 대부분의 만성병 치료는 대중요법이 중심이 되고 있다. 우리 몸에 이상이 생길 때 그 이상을 바로 잡으려는 면역계의 대응 반응이 증상으로 나타나는 것이다. 어떤 증상이 나타난다면 인체 이상에 대해 우리 몸이 제대로 대응하고 있다고 보아야 한다.

증상이 어디서 어떻게 나타나느냐에 따라 병명이 붙게 되고, 인체에 이상이 있음을 비로소 알게 되므로 경고용 램프와 같은 역할을 하는 것이다. 증상으로 흔히 나타나는 발열, 통증, 구토, 설사 등을 예로 들어 보자. 이런 증상은 몸 전체로 볼 때 병이라기 보다는 오히려 치유의 과정이다. 발열은 대체로 체내 온도를 높혀 병원균을 죽이거나 과잉 에너지를 소비하기 위한 것이다. 설사와 구토는 나쁜 음식을 먹었을 때 그로 인한 독소를 빨리 몸 밖으로 배출하여 몸을 지키려는 현상이다. 몸에 해로운 것이 아니라, 건강을 회복하기 위한 자연 치유 작용인 것이다. 이렇듯 질병의 증상은 우리에게 위험을 경고하는 동시에 그 자체가 곧 치유 작용인 경우가 많다.

질병으로 나타나는 통증이나 발열, 가려움, 설사 등의 증상이 치유 과정에서 생기는 반응이라고 해도 당장 환자에게는 고통이다. 그래서 환자나 의사 모두 이런 치유 반응을 '골치거리'나 '제거 대상'으로만 여긴다. 증상을 억누르는 대중요법이 널리 시행되고 있는 이유가 이 때문이다. 증상에 대한 이해가 부족한 환자들은 불쾌한 증상이 가라앉으면 대부분 치료가 되었다고 착각한다.

의사들은 열심히 증상을 억누른다. 게다가 효능이 강력한 증상 완화제가 속속 등장하면서 대중요법을 더욱 부추기고 있다. 증상을 철저하게 억제하는 대중요법이 더욱 성행하게 된 것이다. 증상을 억누르면 당장은 편할지 몰라도, 치유 작용을 억제당한 몸은 근본적인 치유의 기회를 잃게 된다. 결국 병은 더 악화되고 계속 약을 먹어야 하는 악순환이 반복되는 것이다. 치유 작용이 계속 억제 당하면, 나중에는 면역력을 완전히 잃게 되어 큰 병에 무방비로 노출되는 결과를 낳기도 한다. 증상 완화제는 완치요법이 아니기 때문에 평생 먹을 수밖에 없다.

현대의학은 만성병을 치유하기 보다는, 평생 달고 살아야 할 병이므로 약으로 계속 증상을 억누르면서 사이좋게 지내라고 말한다. 고혈압, 고지혈증, 심장병, 중풍, 당뇨병, 아토피 및 알레르기 질환 등 오늘날 병원은 약을 평생 먹어야 하는 환자들로 넘쳐 난다.

'완치요법'이 아닌 '대증요법'중심의 치료는 결국 장기간의 약물 복용으로 인한 부작용을 낳고 새로운 병을 부추긴다. 증상 완화제의 장기 복용은 몸 전체의 균형을 깨고 면역력을 약화시켜 더 심각한 병을 키우는 환경을 만드는 것이다. 급성질환으로 증상이 심할 때는 당장 증상을 억누르지 않으면 안 되는 경우도 있다. 그러나 오늘날 급증하고 있는 대부분의 만성병은 증상만 억누르는 과잉 대증요법이 문제를 더욱 악화시키고 있다.

현대의학은 병의 원인을 일상생활의 잘못된 습관보다는 바이러스, 세균, 세포의 돌연변이, 유전 등의 요인에서만 찾으려고 한다. 그러다 보니 원인을 제대로 찾기 힘들거나, 복합적일 경우, 증상에만 매달리며 대증요법의 폐해를 가중시키고 있다. 이것이 오늘날 현대의학이 많은 질병의 치료에 실패한 주된 이유일 것이다.

현대의학은 증상완화에 주력하는 악습에서 벗어나야 한다. 증상을 막지 않으면서 우리 몸이 스스로 자연 치유 작용을 원활히 할 수 있도록 도와야 한다.

의학의 힘으로 완치가 않되는 만성병의 경우라면, 환자가 그 병에 대해 올바른 인식을 갖도록 가르쳐야 한다. 만성병은 환자 스스로 생활 속에서 적극적인 노력을 통해 치료해 나가는 병이라는 사실을 일깨우고, 만성병을 부추기는 나쁜 생활습관을 바로 잡기 위해 어떤 노력을 해야 하는지를 구체적으로 교육해야 한다.

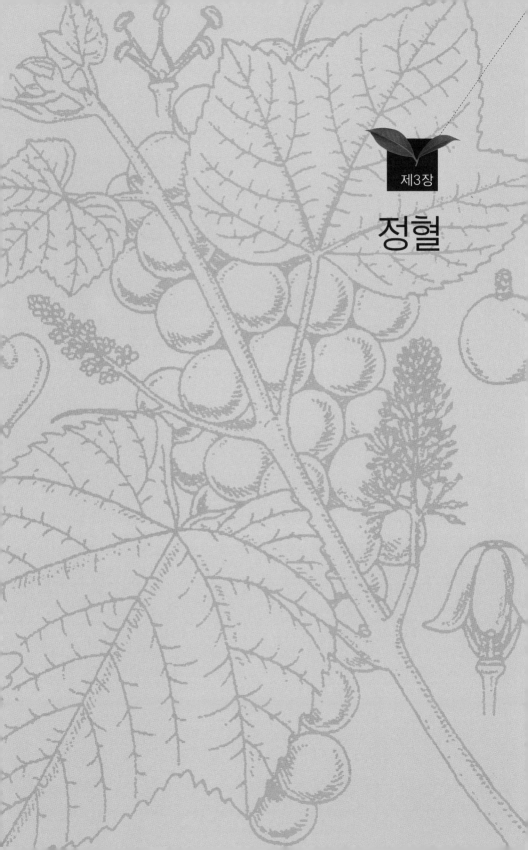

제3장

정혈

1. 정혈작용

약초 중에 으뜸가는 역할은 정혈작용이다. 정혈작용으로 피가 맑아지면 면역력은 강해지고 질병으로부터 멀어진다.

정혈작용을 하는 약초는 김기현 선생의 저서 "원색 세계 약용 식물도감"에 300종이 수록되어 있다. 그 약초들의 정혈작용은 강약의 차이는 있지만 치유를 얻는 과정에서 중요한 것은 몸속에서 만들어지는 어혈의 수치와 정화의 수치에서 어혈의 수치가 많으면 아무리 정혈작용에 의한 치유를 바랄지라도 기대할 수가 없다. 고로 뒤에 소개하는 약초를 이용하여 어혈물질의 생성을 줄여나가면 정혈요법으로 반드시 많은 병들을 치유할 수 있다.

정혈요법은 결과적으로

a. 피를 맑게 해 주는 것
b. 산소와 자양분을 알맞게 공급해 주는 것
c. 혈관을 열어 백혈구가 이동하기 쉽게 해 주는 것 등의 역할을 한다.

미나리과 식물은 정혈작용을 하므로 조제에 사용하는 경우가 많다. 그런데 대체로 좋은 약초일지라도 사용자의 상태 즉 어혈의 정도가 그 약초의 효력에, 즉 치유의 효과에 영향을 준다.

약용식물 중에서 가장 마음을 끄는 효능의 식물은 정혈작용을 하는 약재들이다. 우리들의 신체는 늘 어혈로 인하여 병들고 갖은 질환의 원인이 되고 있다. 치유를 하는 것이 피의 정화이기에 정혈은 치유의 근원이 되고 장수, 즉 "청혈장수"라는 목적을 이룰 수 있는 바탕이 된다.

이 세상에는 난치병이라도 치유할 수 있는 약초는 많다. 오늘날 지구상에서 폐허를 딛고 일어나 눈부신 발전을 이룬, 역동적이며 가장 출중한 민족이 우리 민족이다. 그럼에도 불구하고 어째서 병든 사람들이 사용해야 할 약초를 쓰지 못하고 있는가? 국민의 건강을 위해 한의학에 도입되어 그 빛을 발휘해야 할 때가 아닐까 생각한다.

2. 정혈약초 사용 경험담

본절은 김기현 선생이 전해 준 경험담이다.

〈 경험담 1 〉

1989년 볼리비아, 페루의 아마존 강 상류지대에서 일시 브라질로 귀환 중 파라과이에서 있었던 넉넉치 못한 고난의 길의 한토막을 소개한다. 전부터 알고 있던 분을 찾으며 2년 만에 한국음식을 대해 볼 희망에 부풀었다.

그분들은 나를 기꺼이 받아들여, 저녁상을 대하며 아마존 답사에서 얻은 이야기를 하였는데 그 댁 부인께서 "나는 다리를 들지 못해 바지를 입을 수가 없어요"라고 매우 어려운 상태를 호소했다. 〈이민생활의 고된 노역에서 노년에 들어서는 고달픈 분의 호소이다〉.

나는 즉시 그동안 공부하며 찾아 낸 약재를 끓였다. 잘 식힌 후에 큰 컵으로 1컵을 마시게 하고 통증이 심한 곳에는 찜질을 했다. 이튿날 아침, 놀랍게도 부인은 바지를 입을 수 있을 정도로 다리를 올릴 수 있었다.

하루를 더 쉬어가라는 권고로 하루를 더 지내고 떠날 무렵, 부인께서 행상을 준비하면서, 10인분의 약초를 조제 해주면 유사 질환으로 고생하는 분들에게 나누어 줄 생각이라는 의견에 즉시 호응하고 부탁하신대로 이행하고 떠

낳다. 그 후 2개월만에 국제전화 연락을 브라질에서 받고 다시 그곳을 방문하니, 앞서 조제해준 약재들이 모두 소모되어 사용했던 분들이 30명 이상 몰려들게 되어 북새통을 이루었다. 그 후 일주일간을 새벽 4시에 약재 시장에 나가 시골에서 채취한 약초를 감식하여 청정한 것으로 골라 구입하였다.

열대지방이므로 아침 일찍 썰어 놓은 약재들이 오후 2시경이면 그늘에서 말려진 음건이 완성되어 여러 사람들에게 각각 분배하였다. 김기현 선생은 의사가 아니므로 진찰도구도 없고 정밀검사도 못한다.

다만 증상을 묻고 가장 효과가 출중한 정혈제를 기초로 한 조제약을 건넸다. 그분들은 전에 10인분 약재의 효능을 경험하고 몰려온 것이다. 여기에서 탕제를 쓰기 전에 조혈제인 사과, 포도, 파인애플, 딸기, 호두를 먹도록 권하고 국부세척을 10분 이상 찬물로 하고, 함지목욕은 국부가 물에 잠길 정도로 하면 더욱 좋다는 권고와 늘 기도하는 마음으로 탕제를 소중히 취급토록 하고, 심한 운동과 육류를 금하고 부드럽고 가벼운 식사에 주로 생채와 생과를 권했다. 그 중에서 생채는 상추를 많이 먹도록 하였다. 그 이유는 오늘날 질병의 한 가지 원인은 신경성에서 오는 사례가 매우 많고 크기 때문이다.

따라서 상추에는 진정제가 함유되어 옛부터 상추쌈을 먹고 졸고 있는 현상을 우리는 보아 왔다. 상추의 진정효과는 참으로 민감한 사회생활에서 우리

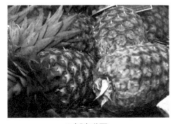

파인애플

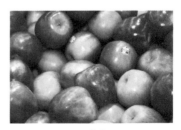

사과

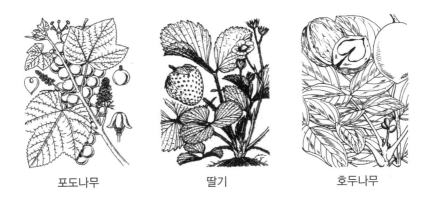

| 포도나무 | 딸기 | 호두나무 |

가 취해야 할 소중한 것이다.

〈 경험담 2 〉

어느 날 견비통(肩臂痛)으로 오랫동안 고생하는 50대 부인을 알게 되어 그분의 어려운 호소에 강력한 정혈효과가 있는 약재를 조제하여 복용토록 했다. 그는 매우 성실한 카토릭 신자였고 정직하여 늘 집에서 시장으로 보따리를 들고 다닌 것이 견비통의 원인인 것으로 판단하였다.

탕제를 쓰면서 국부세척과 식이요법을 겸할 것을 권고한데로 정확히 실천한 결과, 오랫동안 고통받던 통증이 사라졌다. 고통을 받는 동안 많은 곳을 찾으며 치료 했지만 효과를 얻지 못했다. 여기에 시사하는 바가 크다.

치유의 기법은 약재만이 전부가 아니다. 처마에서 떨어지는 물에 돌이 패이듯 오랫동안의 잘못된 생활습성에서 축적된 이물질은 하루 아침에 제거될 수 없다. 신열의 균형을 이루어 소화 기능을 정상화하며 약재를 복용하여야 제대로 소화가 이루어지는 약효를 얻는 것이다. 그러므로 자연요법을 접목해야 효과를 볼 수 있음을 증명하고 있다. 또한 이물질의 제거는 여러가지 방법으로 병적 물질 제거를 공동으로 같이 함으로서 약효를 극대화 할 수 있다.

〈 경험담 3 〉

알러지 질환으로 심하게 고생하는 20대 초반의 아가씨에게 정혈제를 2개월간 복용시켰는데 증상이 없어졌다. 유전적 소양을 지닌 사람에게 많이 나타나는 이 질환은 치유가 어려운 것이 사실이다.

또한 어느 환자에게 탕제를 사용한 바, 하루 복용하고 운신을 못하여 병원으로 가야할 처지였는데 탕제 복용을 중단하고 2일 간을 쉬게한 다음 조혈물질을 권하고난 2일 후부터는 증상이 없어지고 결국 35일 만에 회복을 하였는데 몰라볼 정도로 예뻐지기도 했다.

〈 경험담 4 〉

14세 여아의 팔 다리에 마비가 와서 뒤틀리는데 탕제를 복용케 한 결과 1주일 후부터 회복을 보이다가 35일이 지나 정상으로 돌아왔다. 대체로 젊을수록 회복은 빠르고 그 효과는 실로 놀라웠다. 완전한 열의 균형은 얻지 못했어도 치유될 수 있는 요인은 정혈작용의 강도에 따라 나타나는 것으로 보여진다.

1500년대부터 많은 유럽사람들의 연구로부터 얻어지는 지식이 담겨 있는 원서를 공부한 김기현에게 전수되어 실행에 옮겨지는 셈이며 그 많은 책들 중 보고배울 수 있도록 한 개척자들께 감사드린다.

〈 경험담 5 〉

약재를 구하려고 여인숙을 찾아 수도시설이 있는 방을 얻어 1개월간의 사용료를 지불하고 취사도구와 식품을 마련하려고 외출을 하는데 기이한 광경을 보았다. 여인숙 주인의 양쪽다리의 피부에 균열이 생겨 있었고 그곳에 약국에서 사온 고약을 바르고 붕대로 감고 있었다. 어처구니가 없었다.

그래서 물은 즉 2개월째 치료를 하는데 치유가 안되어 고생 중이라 했다.

열대에서 여름에 붕대를 하고 치유효과를 얻지 못한 채 고약을 바르고 더구나 붕대를? 김기현은 고약 바르는 것을 중단하고 붕대를 풀고 나의 무료치료를 받으라고 했다. "당신이 의사요?"하고 물었다. "나는 자연의학을 공부하오"하며 좋은 약이 있다 했더니 순수하게 받아들였다.

구입한 약재를 부엌에서 끓여 식힌 후, 1컵을 마시게 하고 상처 전체에 바르게 했다. 매일 아침 바르고 하루 3컵을 아침, 점심, 저녁으로 마시라고 했다. 이튿날 아침 일찍 문을 두드려 책을 놓고 보니 주인집 부인이 웃으면서 환부를 보이며 밤사이 매우 좋아졌다고 기뻐하면서 부엌, 가스, 취사도구 모두를 사용해도 무방하다 하여 1개월간을 사용했다.

부인 모친에게 인근 산에 올라 "밀옴브레"(우리말 직역은 천남:千男)가 감초 뿌리 같이 땅속 깊이 뻗는 약초를 채취하도록 했다.

이 약초가 피부균열 치료에 특출한 것이다.

지금 생각하면 놀랍다. 이러한 약초들이 처방의학의 그늘에 덮여져 잊혀가고 있다는 사실을 이해하기가 어려웠다. 어떻게 하면 이 출중한 약재들을 병들고 고통받는 사람들에게 사용할 수 있게될 것인가 이다. 이곳은 미국이고 처방의약의 나라이다. 여기에 자연의학을 강력하게 표출시킬 때 스스로 처하는 안위가 염려된다. 너무 효과들이 출중하므로 한국에서 한의사(박사)를 방문하여 상의했지만 그 분 말이 "동의보감에 없는 약재"는 사용을 못한다는 대답이었다.

과학적인 분석을 미룬 채 원서에 의지하다 보니 임상효과를 측정하는 것이 불가피 했다. 그러나 그 실천은 쉽지 않았다.

개척자의 고난을 수탈하여 치부하는 사례는 너무나 많다. 제목만이라도 집대성하여 연구자료로 제공되면 그것으로도 대단하지 않을까!하며 스스로를 위로한다. 이상을 종합해 보면 치유가 되는 현상은 먼저 소화의 과정에서 부패의 정도가 감소되고 피부가 부드러워지며 차츰 원기를 얻어 마음에 여유가 생기는 현상으로 나타난다.

약초의 용법에서 책에만 의존하지 말고 스스로 시식, 시음을 통하여 자기 몸에 맞도록 개발하는 것이 바람직하다. 천편일률적으로 기록된 수치는 어디까지나 기준일 뿐, 전체 이용자를 위한 수치는 아니다. 약재의 사용에 있어 사용되는 용량은 매우 중요하다.

위에 열거한 경험담에서 다음과 같은 사실을 알 수 있다.

1) 파라과이에서 바지를 못 입는 50대 후반의 부인에게 강력한 정혈작용을 하는 약재를 끓여 마시게 하고 환부에 찜질한 그 효과가 신속하게 나타난 것은 복용에 의한 내부의 정혈작용과 찜질에 의한 외부에서의 정혈작용이 병행된 결과이며 특히 200만개 이상인 모공(毛孔)으로의 흡수작용은 우리 몸을 자연치유로 이끌 수 있고 모공으로부터 오염 또는 정화현상이 일어난다는 것을 증명하고 있다.

더욱이 10명분의 약초는 개개의 진단과 처방에 의하지 않아도 효과를 얻는 사실은 정혈요법의 대중화를 열어주는 바람직한 것이며 누구에게나 적용할 수 있는 자정(自淨)요법의 하나이다.

2) 어느 날 견비통으로 고생하는 50대 부인에게 적용한 강력한 정혈제는 원서에 의하면 강력한 정혈제로 매독, 류머티즘, 통풍, 발한, 이뇨, 좌골신경통, 거담, 만성 기관지천식, 폐결핵, 이질, 상처, 나병을 치료한다고 기록되어 있다.

여기에서 강력한 정혈제는 그 다음으로 열거된 병증들이 오랫동안 학자들의 임상경험에서 증명된 것으로 35일간의 사용으로 그 효과가 지대함을 표기하고 있다.

3) 20대 초반 여성은 알러지 현상으로 상속(相續)받은 어혈에서 좀체로 치유되기

어려운 상태이나 자연요법을 제대로 준수하지 않았을지라도 속히 치유 효과를 얻은 것은 운동신경이 발달하고 땀을 많이 흘리는 체질이고 젊은 사람이라는 점이다.

4) 정혈작용을 하는 약초 뿐만 아니라 어느 질환에 적용하는 약초라도 조제 시에 바로 사용하는 것이 치유의 성과를 높일 수 있다. 성능이 떨어지는 경우라도 자연요법을 강력하게 이행함으로써 치유를 얻을 수 있으며 비록 병들지 않은 분이라도 무병장수의 길은 밝혀질 수 있다고 확신하는 바이다.

5) 자가진단법으로 배변 시 '구린내'나는 것을 막아야 하고 서서히 여러가지 자기 생활방식을 바꿔 나가는 것을 반드시 이행해야 하며 특히 바쁜 사회생활에서 자연에 역행하는 행동이나 판단을 내리는 것은 평화로움에 경종을 울리는 건강 역행의 길을 택한 것이다.

6) 혈액의 오염을 막기 위한 방법으로 술과 담배를 멀리하고 근심과 걱정을 피하며 다리를 펴고 잘 수 있는 정의 사회구현에 모두가 동참하여 안정되고 즐거운 사회를 만들어 나가는 것은 문명사회 일원으로 꼭 필요하다.

7) 약초의 사용에서 그 바탕은 반드시 정혈작용이 좋은 약재를 사용해야 하고 급성질환과 만성질환에도 약초의 적용방법은 차이를 두어야 한다. 만성질환은 오랫동안 이물질이 체내에 축적 되었으므로 신속하게 약효를 얻지 못한다. 그러나 조혈작용제(호두, 포도, 파인애플)를 2~3일 전부터 먹으며 육류를 금하고 배에 진흙 찜질을 이용하여 배속의 열을 뽑아내면서 사용하는 강력한 정혈제의 복용은 치유를 앞당길 수 있다.

그밖에 많은 사례들이 있으며 정혈요법을 경험한 사례는 헤아릴 수 없이 많다. 중요한 사실은 약초만을 사용하여 병을 고치는 일에 의존하지 말고 스스로 매일같이 축적되는 어혈을 제거하는 일에 게을리 하지 말아야 한다는 사실이다. 비록 강력한 정혈작용을 하는 약초를 만나지 못하더라도 그 다음가는 성능이라도 효과를 얻을 수 있음을 확신해야 한다.

3. 신장 해독하기

신장병 또는 만성적 방광염에 걸리지 않거나 또는 신장 결석이 없다고 해서 신장기능이 100% 발휘된다는 것을 의미하지는 않는다. 평생 정크 푸드를 먹었다면 여러분의 신장은 아마도 부분적으로 막혔거나 효율적으로 작용하지 않을 것이다.

신장을 청소한다는 말은 신장의 결석 즉 신석을 제거해 준다는 뜻이다. 신석은 아주 작은 결정체로 시작된다. 작은 입자 상태로 있을 때는 엑스레이상으로도 잘 나타나지 않는 경우가 있고 신체적으로도 큰 불편을 느끼지 못하기 때문에 등한시하는 경우가 많다. 그러나 차차 밀집도가 높아져 크게 변할 때는 문제가 달라진다.

신석은 용해가 잘 안되는 비교질 물질에서 만들어지는데 주로 7가지(이인산칼슘. 일인산칼슘. 삼인산칼슘. 시스테인. 시스틴. 수산염. 요산)의 결정체들로 형성된다. 이 결정체들은 체내에 유입되는 화학물질이나 중금속 등과 함께 세뇨관에 침착되어 소변으로 배출되어야 하는 독성물질을 부분적으로 봉쇄한다. 결석이 많을수록 독성의 배출량이 줄어들고 팔다리의 관절과 동맥 내부 같은 기관에 독성 불순물이 침전되어 결국 병을 유발하는 것이다.

수산 결정체는 요통을, 요산은 발가락 통증을, 인산염은 다른 관절 통증을 각각 일으킨다. 그러나 결석 자체가 통증을 일으키는 것은 아니고, 세균이 이런 영양 있는 침전물에 찾아가 통증을 유발시키는 것이다.

일반적인 증상으로는 요통, 다리 통증, 수족 통증, 통풍 등이 있다.

여기서 특히 유의할 점은 침착물들의 세뇨관 봉쇄로 인해 중금속이 신장을

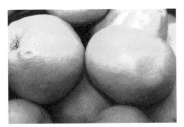

Grapefruit

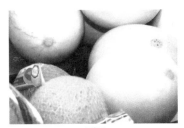

멜론

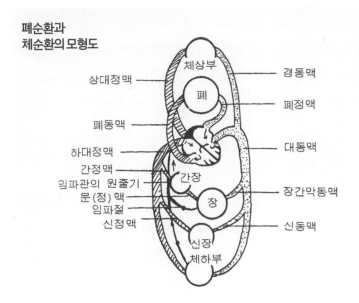

**폐순환과
체순환의 모형도**

통해 배출되지 못한다는 점이다.

    치아 충전에서 생긴 수은과 니켈은 신장의 세뇨관을 통해 계속 배설되어야 하는데 신장이 나이가 들어 기능이 약화 되거나 독성 혼합물이 배설량 이상으로 들어올 때 독성 물질들은 이미 그곳에 침착되어 있는 독성 물질에 달라붙어 결국 신장 속에 독성 덩어리를 형성하게 된다. 이것이 바로 신장 결석이다. 이 신석이 존재하는 한 체내의 화학물질이나 중금속의 배설은 방해를 받고 따라서 인체 장기 기능은 물론 면역 기능에도 막대한 지장을 주므로 환자의 경우 반드시 신장을 청소해야 한다.

신장 청소를 위해 하이드렌지아 뿌리 1/4컵, 그레이블 뿌리 1/4컵, 마시멜론 1/4컵, 파슬리 한 단 등을 끓여 야채 글리세린 1 테이블 스푼에 섞어서 하루분으로 한다.

약초를 끓이는 요령은 다음과 같다. 비금속 용기에 찬물 열컵(2400cc)을 붓고 거기에 약초를 최소 4시간 담가 우려 낸다. 그 후 서서히 끓이다가 끓기 시작하면 약한 불에 20분 동안 더 끓이면 된다. 파슬리는 960cc의 물에 넣고 끓이기 시작해서 약한 불에 3분 동안 더 끓인다.

매일 아침 약초물 3/4컵과 파슬리 물1/2컵, 야채 글리세린을 한데 섞어 마시되, 한 번에 다 마시지 말고 하루에 서너 번씩 나누어 마시는 것이 좋다.

한 번에 마시면 방광의 위압감, 위장 통증을 유발할 수 있기 때문이다. 동시에 준비된 알약들을 식사 직전에 먹도록 하는데, 이는 식간이나 공복에 먹을 경우 트림을 감수해야 하기 때문이다. 주의 사항으로 환자들은 코코아, 초콜릿, 일반 차 등을 마시지 말아야 한다. 육식, 빵, 시리얼, 소다 음료 등도 금지해야 하는데, 이것을 계속먹으면 수산과 인산염의 체내 유입을 막을 길이 없기 때문이다. 수산과 인산염은 신석의 재료가 되어 신석을 형성시킨다.

다음 티모시 브랜트리 박사의 방법을 보자.

*수박 : 수박은 신장과 혈액세척에 탁월한 효과가 있기 때문에 신장, 방광을 해독하기 전에 몸을 준비시킬 수 있는 좋은 식품이다. 여름철에 수박을 먹으면 시원하고 상쾌하며 만족스러움을 느끼게 된다. 수박은 몸의 독소들을 빨리 배출시키는데 유용하다.

*수박으로 금식 ; 이틀 또는 사흘 동안 오직 수박만 먹는다. 다른 음식과 주스는 먹지 않는다. 물을 마시는 것은 잊지 말자.

*수박금식 중단 ; 다른 과일과 함께 서서히 수박을 끊고 생 야채샐러드를 먹는다. 며칠 기다린 후에는 견과류, 씨앗, 농축 음식을 먹는다.

*음식 섭취 ; 가공하지 않은 신선한 생과일과 야채를 먹는다. 조리한 음식, 특히 육류, 단백질은 신장에 과도한 부담을 주기 때문에 금한다.

*금식 : 강도 높은 세척을 위해 필수사항은 아니지만 소화되거나 소화되지 않은 음식과 음료에서 독소 제거를 위한 과도한 작업으로부터 신장을 쉬게 할 것이다. 샐러리, 파슬리, 당근주스만 먹으면서 금식하되, 단지 소량만 먹도록 한다.

4. 간장과 쓸개 해독하기

간은 피를 깨끗이 하고 독성물질을 제거하고 중화시킨다. 간 청소란 담석 제거를 의미한다. 담석을 제거하는 것은 난치병의 치료를 위해 인체 조직이나 장기를 깨끗이 해주고 인체의 면역성을 길러주어 건강을 전체적으로 회복시켜 주는 중요한 치료 과정이다. 간 청소는 간의 기능을 높혀 SGPT, SGOP의 수치를 낮춰주고 콜레스테롤 수치를 낮춰주며 소화를 돕고 음식 알레르기를 제거해주기

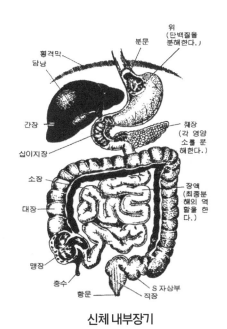

신체 내부장기

도 한다. 또한 어깨 통증과 천식을 줄여주며 안압을 낮춰 녹내장에 도움이 되기도 한다.

간은 하루에 480cc에서 720cc의 담즙을 만들어 낸다. 간은 큰 총담관으로 담을 운반해주는 작은 관들로 꽉 차 있으며 담은 총담관에 달려 있어 저수지 같은 역할을 한다. 지방이나 단백질을 섭취하면 20분 후 담이 스스로 자극되어 담즙을 배출하는데 배출된 담즙은 총담관을 타고 내려가 십이지장에 도달해 지방 음식물의 소화를 담당한다.

어린이들을 포함해 많은 사람들의 담관이 담석에 막혀 있다. 담석은 물론 큰 것도 있지만 대개는 너무 작아서 엑스레이나 CT-스캔에 나타날 정도면 담석의 크기가 상당히 커진 상태이다. 염려할 대상에는 담속에 들어 있는 미세한 담석뿐만 아니라 담에 들어 있지 않고 간에 들어있는 경정체도 포함된다.

담석의 종류는 6가지로 그 속에 거의 콜레스테롤과 빌리루빈 결정체를 포함하고 있으며 대개 세균이나 기생충이 번식하고 있다. 담석이 많으면 간에 압박을 주어 담즙 생산량이 줄어들고 담석이 있으면 체외로 빠져 나가야 할 콜레스테롤이 배설되지 않아 체내 콜레스테롤의 축적량이 증가하게 된다.

또한 담석에는 작은 구멍들이 많아서 간을 통과해 가는 세균, 포낭, 바이러스, 기생충 등을 그 구멍으로 끌어들이기도 한다. 여기에서 끊임없이 인체에 세균을 공급하기 때문에 담석을 제거하지 않고서는 궤양이나 복부 창만증 같은 위장 감염증을 영원히 제거할 수 없다.

간 청소를 위해 필요한 것은 사리염 4테이블 스푼, 올리브 오일 0.5컵, 자몽 큰 것 한 개, 흑호두액 10방울, 오니틴 7알, 식용 페록시드 등이다. 간 청소

동안에는 두 끼를 금식해야 하며 비타민이나 다른 약의 복용을 완전히 중단해야 한다. 그리고 몸이 너무 쇠약한 경우에는 실시하지 말아야 한다.

간 청소 후에는 금식과 장내 축적된 음식물 찌꺼기를 배설로 인해 몸무게가 2.3kg 정도 감량되기 때문이다. 실시 첫날 아침과 점심에는 기름기 있는 음식 즉 우유, 달걀, 치즈, 생선, 멸치 등을 피하고 채식 위주로 식사를 해야 한다.

간 청소를 실시하는 날 오후 2시에 준비된 사리염을 720cc의 물에 섞어 병에 넣어 둔다. 이것은 180cc씩 4회를 마실 수 있는 양이다. 오후 6시에 사리염 물을 180cc 마시고 오후 8시에 다시 180cc 마신다. 오후 2시 이후로 식음을 중단했지만 공복감을 느끼지 않을 것이다. 밤 9시 30분에는 올리브 60cc와 자몽주스 90cc 혼합액, 여기에 흑호두액 열 방울과 페록시드 열 방울을 섞어 놓는다. 잠깐 화장실에 다녀온 뒤 밤 10시에 그 혼합물을 마신다. 이때 오니틴 7알을 반드시 복용해야 하는데 이것을 복용하지 않으면 잠을 잘 수 없기 때문이다. 5분 안에 재빨리 마시고 즉시 침대에 누어야 한다. 그렇지 않으면 실패할 수 있다. 최소한 20분 동안 움직이지 말아야 하고 그후 수면에 들어가면 된다. 다음날 일어나자마자 3번째 사리염 물 180cc를 마신다.

그리고 2시간 후 사리염 물 마지막 분량을 마신다. 이어서 지난밤에 만들어 놓은 올리브, 자몽 혼합물도 함께 마신다. 그런 다음 2시간 후부터는 죽 같은 음식을 먹을 수 있으며 다시 2시간 후인 12시 경부터 부드러운 음식을 먹으면 된다. 아침에는 설사가 예상되는데 변기 속에 녹색이나 황갈색 쓰레기 같은 것들이 수북히 뜰 것이다.

담석에 콜레스테롤이 함유되어 있기 때문에 물 위에 뜨는 것이다. 간 청소는 담석이 모래나 좁쌀 크기를 포함해서 1,600~2,000개 정도가 나와야 성공했다고 볼 수 있다. 간 청소는 매우 안전하기 때문에 70, 80대 노인들이 해도 부작용은 없다.

다음 티모시 브랜틀리의 방법을 보자.

기름진 음식을 먹기가 곤혹스러운 사람은 간장 특히 쓸개가 제대로 작용하지 않기 때문이다. 간장과 쓸개의 작동은 소화와 건강 유지에 필수적인 것이다. 간장과 쓸개의 세척에 필요한 강력한 약초 처방을 찾아야 한다.

쓸개의 활동을 위해 담석을 제거하고 굳은 콜레스테롤 입자를 용해시켜 제거해야 하기 때문이다. 담석으로 고생하는 사람은 생 사과주스를 마셔야 한다. 수세(水洗) 요법을 약 1주일간 다음과 같은 혼합된 주스를 마신다.

* 유기농 레몬주스 30㎖
* 유기농 라임주스 30㎖
* 유기농 오렌지주스 30㎖
* 순수한 물이나 증류수 480㎖
* 신선한 생강 1조각
* 마늘 1쪽(선택사항이지만 효과를 높힐 것이다)

물은 하루 2.5리터 이상 마시고 신선한 과일과 천연 야채샐러드 같은 음식을 취한다. 올리브 오일과 그레이프 프르트주스를 각각 30㎖씩 섞어 마신다.

배를 보온병으로 30분 정도 따뜻하게 한다. 수세용 음료를 마실 경우 메스꺼움을 느낄 수 있으나 염려할 것 없다. 수세가 끝나도 간장과 쓸개는 계속 독소를 배출한다. 만일 효과가 나타나지 않으면 3주 이내에 수세를 반복할 수 있다.

5. 장 해독하기

장 청소는 비타민이나 약초, 이로운 세균 또는 산소 등을 첨가한 정화수를 대장에 집어넣어서 대장을 청소 또는 해독시키는 방법을 말한다.

이 방법은 1890년대에 에머 리(Emer Lee) 박사가 자신의 콜레라 환자를 치료하는 데 고안하면서 알려졌으나 역사적으로는 이집트인들이 갈대로 항문을 통해 대장으로 물을 넣어 관장을 실시한 것이 효시이다. 그후 독일계 미국인 의사 막스 게르손(Max Gerson) 박사가 최초로 커피 관장이 인체의 독소 제거에 실질적으로 유효하다는 사실을 입증했다.

관장의 목적은 몸밖으로 배출되지 못하고 축적되어 대장벽에 잔류하는 숙변을 체외로 배출시키는 것이다. 이 일이 이루어지지 않으면 독소가 혈관으로 흡수되어 온몸으로 퍼질 수 있고 그럴 경우 많은 질병의 원인이 될 수 있다. 관장과 대장의 청소에 효과적인 것 중에 커피 관장이 있다. 커피 관장은 1977년까지 의학 참고서에 삽입되어 있었으나 편집인들이 지면이 부족하다

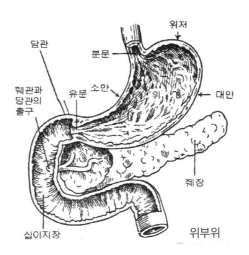

는 이유로 삭제시켰다. 그러나 대체의학적 암 치료 방법으로써 커피 관장이 효과가 높다는 사실에 자존심이 상한 현대의학 옹호자들이 여론을 형성해 출판사에 압력을 가했다는 견해가 지배적이다.

커피 관장은 대장과 간에 축적되어 있는 독소나 죽은 세포들을 체외로 배출하는데 도움을 준다. 관장 재료는 유기농법으로 가꾼 카페인이 함유된 일반 커피를 달여서 만든다. 체온에 맞게 식힌 다음 1회에 120~140cc를 사용한다.

치료 초기에는 매 4시간 마다 관장을 실시해 통증, 구토증 외에도 독성으로 인해 발생한 증상들을 제거해주는 것이 좋다.

커피 관장을 하면 카페인이 직장의 점막을 통해 간으로 직접 전달되어 담도를 확장시키며 그리하여 간에서부터 독성 배출을 증가시킨다. 커피 속에 함유된 화학성분인 파미타티스는 중요한 간 효소인 글루타치온 전이 효소를 자극해 혈액 속의 잡다한 이물질을 제거하는 역활을 한다. 커피 관장은 글루타치온 전이 효소의 활동을 정상보다 600~700배 증가시킨다.

온몸의 혈액은 매 3초마다 간을 통과하므로 커피관장을 실시하는 동안 혈액이 최소한 5번 간을 통과하게 된다. 그 밖에 테오브로민이나 테오필린, 카페인 등 다른 화학 성분들은 혈관과 담관의 확장을 유발해서 담즙의 독성을 배출시키는데 일조를 한다. 또한 대장 벽으로 흡수된 수분도 간으로 직접 흡수되어 담관을 확장시켜 담을 흘려보내는 역할을 하기도 한다.

커피 관장은 부작용 없이 날마다 수차례 사용할 수 있어 약학적으로도 효과가 인정된 방법이다. 이외에 식이요법을 통한 금식도 하나의 방법이다. 콜론 클렌서나 슬림 파이버 또는 마그밀이나 산야초 효소 등을 사용해 대장 청소를 실시하면 탁월한 효과를 거둘 수 있다. 다만 전문가의 지도를 받는 것이 좋다.

13세부터 간질을 앓고 있던 환자를 치료하던 노먼 워커 박사가 결장에 문제가 있을 때 결장세척이 필요함을 역설했다. 먼저 생주스를 마시면서 생식을 통한 식이요법을 권고하고 5~6주 매일 장세척을 했다. 5주가 지나갈 무렵 다량의 독성 찌꺼기를 배설하기 시작했다. 그후 그녀는 6주 동안 생식주스, 생식, 장세척 요법을 받았다. 마침내 그녀의 간질 발작은 사라졌다.

장세척을 위해 처음 신선한 야채 녹즙을 아침 저녁으로 마신다. 배변을 하루 2번 이상 한다. 장세척을 위한 약초를 복용하면서 단식을 하면 좋고 저녁 30분 동안 피마유 팩을 복부에 붙이면 노폐물 분해에 공헌한다. 산성화된 체질을 알카리로 만들기 위해 베이킹 소다 목욕을 하면 도움이 된다. 장세척이 되면 1년에 한 두번하기를 권고한다.

6. 혈액 정화

피는 적혈구, 백혈구, 혈소판, 혈장으로 이루어진 끈끈한 액체다. 적혈구는 산소와 영양분을 공급하고 백혈구는 나쁜 미생물과 싸우며 혈소판은 혈액 응고 작용을 한다. 혈장에는 혈청, 단백질, 전해질, 당분, 지방, 효소, 호르몬 등이 함유되어 있다. 백혈구는 림프계 속으로 순환하기도 한다. 심장은 펌프 작용을 통해 정맥, 동맥, 모세 혈관 등으로 보내 준다.

생명의 필수 조건인 혈액은 체내의 모든 세포에 산소를 공급하고 호르몬과 비타민, 단백질, 무기질, 기타 영양 물질 등을 운반해준다. 또한 인체의 온도를 조절해 주고, 상처를 아물게 해주며, 유해 무생물을 물리치는 역할을 한다. 그리고 환경오염 물질이나 죽은 세포, 음식 오염 노폐물 등을 제거해주는 기능도 한다.

만일 독성 물질이 체내에 축적되면 우리의 건강은 타격을 받게 되고 질병이 생긴다. 혈중 독성 물질은 면역 능력의 저하를 가져온다. 만성피로증후군, 섬근육통, 루프스, 암, 관절염, 고혈압 등 심각한 퇴행성 질병 환자의 혈액 속에는 많은 양의 독성 물질과 오염 물질이 축적되어 있다. 우리의 몸은 이러한 독성 물질을 청소해서 혈액을 맑게 해주는 기능을 가지고 있지만, 오염 물질이 지나치게 많이 축적되면 문제가 생긴다.

식생활은 혈액 청소와 깊은 관계가 있다. 금식 후에는 유기 농법으로 재배한 정갈한 음식만 먹되 미음부터 시작해야 한다. 깡통 음식, 정제 식품, 냉동 음식, 방부제나 색깔과 맛을 내는 첨가물이 들어간 음식, 설탕, 소다수, 튀긴 음식 등은 절대 삼가야 한다.

한편 물과 성질이 약한 차를 많이 마시고, 항산화제 계통의 영양제를 많이 섭취하면 혈액을 맑게 하는데 큰 도움이 된다. 붉은 클로버, 민들레, 우엉, 에키나시아 등도 혈액 정화에 큰 역할을 한다. 유산소 운동, 마사지, 목욕 등도 강력히 추천하고 싶다. 정혈 요법의 특효성 식물은 별항에서 다루었다.

7. 해독 요법의 순서

수많은 자연치료사들이 해독 요법에 눈을 뜨고 있다는 점은 국민 건강을 위해 긍정적으로 해석하고 싶은 부분이기도 하다.

모든 일에는 순서가 있듯이 해독 요법에도 순서가 있다. 먼저 환자의 몸에 기생충의 유무를 확인한 후, 만일 기생충이 있다면 먼저 그것부터 죽여야 한다. 기생충을 죽이지 않고는 해독 요법을 이해했다고 볼 수 없다.

기생충은 간접적으로 몸의 면역성을 떨어뜨려 수많은 질병을 일으키는 원인이 되기 때문이다. 기생충들은 살아서도 암모니아 같은 독소를 방출하지만 죽어서도 독소들을 배설하기 때문에 몸에 매우 해롭다. 기생충이 방출한 독소는 체내에 방치되고, 죽은 기생충의 시체가 용해되면 독성이 방출된다.

그러므로 기생충을 죽인 후에는 이 독성 물질의 체외 배설을 위해 인체의 하수구 역할을 하는 신장을 즉시 청소해 주어야 한다.

신장을 청소한다는 것은 신장 속의 세뇨관과 세관에 축적된 여러 유해 물질과 노폐물 그리고 신석을 제거해준다는 뜻이다. 신장에 결석이 생성되면 신장의 독성 배출 능력이 떨어진다. 그때 기생충에서 발생된 독성 물질들과 기타 몸에 축적되어 있던 독성 유해 물질들이 100% 배설되지 못한 채 일부는 신장에 쌓이고 일부는 다시 몸으로 돌아와 축적된다. 그러므로 신장을 청소해 하수구를 뚫어주어야 독소들을 체외로 배설시킬 수 있다. 그런 다음 간 청소를 하는 것이 가장 이상적이다. 전체적인 치료를 위해 이 순서를 지키는 것이 매우 중요하다.

신장을 청소해주기 전에 간을 청소한다면 이때도 역시 간에서 분해된 각종 화학 용해 물질과 체내에서 생성된 노폐물들이 다른 잡다한 오염 물질로 막혀 있는 신장을 통해 배출되지 못한다. 하수구가 막힌 상태에서 쓰레기 섞인 물을 다시 하수구에 버리면 그 더러운 물이 제대로 빠져나갈 수 없는 것과 같은 이치이다. 또 창문을 열지 않고 빗자루로 방을 쓰는 것과도 같다.

간 청소를 먼저하면 우선은 몸이 다소 가벼워진 듯한 느낌을 받게 된다. 하지만 신장이 막혀 있는 한 결국 그 노폐물과 독성 물질들은 우리 몸으로 돌아가 언젠가 또다시 많은 문제를 일으킬 수 있다. 이상과 같이 해독과 관련된 중요한 기관들을 먼저 청소한 후 환자의 상태에 따라 림프면 림프, 혈액이면 혈액, 피부면 피부, 폐면 폐 등으로 청소를 확대해 나가는 것이 바람직하다.

이런 기본 해독 프로그램을 실시하지 않고 어느 한 부분에 문제가 생겼다 해서 그 부분만 해독하려 한다면, 전인적인 입장에서 볼 때 원하는 치료 목적을 성취했다고 볼 수 없다. 이 결정적인 치료 원칙을 이해하고 임상에 받아들이는 의사가 좋은 의사이고 그런 의사를 만나는 것이 행운이라 할 수 있다.

8. 우리 몸의 청소부

림프는 세포를 둘러싸고 있는 물처럼 맑은 액체이다. 라틴어에서 유래된 림프는 본래 맑은 샘물이라는 뜻을 지니고 있다. 림프액이라 불리는 이 액체는 림프관을 통해 온몸으로 연결되어 있으며, 손톱 발톱. 머리카락. 연골을 제외한 체내 어느 곳에나 존재한다.

림프액은 혈관 깊은 곳은 물론 세포 구석구석을 돌고 있는데 이렇게 몸의 깊은 곳을 돌며 이물질이나 독성 물질을 제거하는 기능을 하는 것이 림프계이다. 림프계는 체내 세포에서 형성된 모든 노폐물은 물론 음식이나 호흡, 피부 등을 통해 외부에서 유입된 불순물을 일련의 과정을 통해 체외로 배출시킨다. 또한 림프구를 생산하여 미생물이나 박테리아,'침입자'들을 죽이고 체외로 배출시키기도 한다. 다시 말해서 림프계는 인체의 구석구석을 청소하는 청소부인 것이다. 그러나 이 놀라운 미화 작업의 기능이나 목적이 의사들에게 오해를 받고 있다.

인체의 쓰레기 수거 장치인 림프계는 쓰레기를 치우는 일이 아무리 어렵고 힘들어도 동맹 파업 같은 것은 하지 않는다. 오히려 하루 24시간 쉴새없이 몸에 유입되는 불순물들을 제거하는 작업을 수행한다.

림프계는 진액, 기관, 림프절, 림프소절, 관, 선, 혈관 등의 네트워크로 조성되어 있어 인체의 불순물을 지속적, 적극적으로 제거해준다. 수백만의 림프절들이 체내로 유입되는 불순물의 통행길을 지키고 있다가 쓰레기가 들어오면 즉시 청소를 한다. 우리 몸이 독성 물질의 칵테일 파티장으로 표현되는데 그만한 이유가 있다.

날마다 인체 속으로 들어오는 이물질, 불순 물질, 화학 용해 물질, 중금속, 박테리아, 바이러스, 곰팡이 등의 양은 상상할 수 없을 정도이다. 짙은 모닝커피에서 시작되는 하루의 독성 물질은 그 종류도 다양하다. 비누, 치약, 수많은 정제 식품과 그 속의 첨가물, 탄산 음료, 식수, 담배, 매연, 각종 화장품, 농약 등에 들어 있는 화학 용해 물질과 독성 오염 물질은 우리의 몸을 쓰레기통으로 만들고 있다.

우리의 몸에서 자연발생적으로 생성되는 노폐물만으로도 힘겨운데 어쩌자고 자꾸 외부에서 쓰레기를 마구 들여오는지 정말 큰 일이다. 현대 문명이 우리로 하여금 공해를 피할 수 없게 만든 것은 사실이다. 그래서 우리 주변이 모두 공해 천지인 것을 어쩌란 말이냐고 반박하는 사람도 있을 것이다. 그런 사람들은 주로 자신의 생활 습관을 정당화하려는 사람들이다.

그때는 누구를 탓하겠는가? 앞서도 말했듯이 건강도 선택이다. 지금 우리가 먹고 사는 이 세상이 비록 많이 오염되었다 해도 우리 주변에는 오염되지 않은 음식들이 미국이나 유럽 선진 국가보다는 더 많다. 고도로 정제된 음식, 육식, 커피, 술, 담배, 소다 음료, 화장품 등 먹을 것 다 먹고 쓸 것 다 쓰면서 공해를 핑계 삼으면 안된다.

우리 스스로 몸의 오염 가능성을 있는 힘껏 줄일 필요가 있다. 유전적인 소인은 피할 수 없다지만 주어진 몸을 건강하게 지키는 것은 전적으로 우리의 책임이요 선택이다. 지금 우리가 우리의 건강 문제를 두고 환경 때문이다, 선택이다를 따지는 것은 별 의미가 없다.

분명한 것은 우리의 인체 속에 불순물이 쌓여가고 있다는 사실이다. 그리고 이 독성 물질을 제거하지 않으면 수많은 질병은 물론이고 어쩌면 암세포마저 생성될 수 있다는 사실이다. 그러므로 그 불순물들이 인체에 해를 끼치기 전에 체외로 배출시키는 것이 절대적으로 중요하고 그 일의 가장 근본에 림프계가 존재한다.

림프액은 우리 몸 어디에나 존재한다. 우리는 피부 가까이에서도 림프절을 촉지할 수 있고, 특히 목 주변, 턱 밑, 겨드랑이, 서혜부 등에서 쉽게 보게 된다. 상당히 큰 림프 소절을 보려면 입안의 편도선을 보면 된다. 거기에 멍울이 생기면 림프 기관이 작동하고 있다는 뜻이다.

림프 기관은 우리의 건강에 반드시 필요한 청소부이다. 림프 기관의 청소 기능을 향상시키려면 날마다 운동을 열심히 하고, 맑은 물을 많이 마시며, 좋은 공기를 심호흡하는 것이 좋다.

9. 균형생식환

현대인들은 심각한 공해와 환경오염, 각종 유해한 화학물질로부터 자유로울 수가 없게 되어 버렸다. 여기에 운동부족과 생존경쟁으로 인한 스트레스는 우리의 건강을 급속도로 악화시키고 있다. 몸이 좀 이상해 병원에 가서 최첨단 기계로 종합검사를 해보아도 별다른 이상을 찾을수가 없다.

나름대로, 건강관리도 하고 운동도 하지만, 여전히 몸은 피곤하고 자주 아프기만 한다. 정말로, 무서운 질병이 현대 병의 특징이다. 한번 질병에 걸리면 만성적이고, 고질적인, 난치병들 이여서 충격적이다.

이러한 현대의학의 한계를 극복하기 위해 인류는 끈임 없는 연구에 연구를 거듭하지만 문제가 해결되는가 했더니, 또 다른 슈퍼질병에 인류가 위협을 당하고 있다. 비근한 예로 페니실린의 발견으로 인류의 생명을 위협했던 폐렴이나, 각종 질병 감염으로 죽어가던 수많은 생명들을 살려낼 수 있었다. 그러나 오늘의 현실은 각종 항생제에 내성이 생긴 신종 슈퍼박테리아의 출현으로 현재까지 개발된 항생제로는 치료가 불가능해 벌서 많은 생명이 죽어가고 있다.

약 2,500년 전 현대의학의 아버지 히포크라테스도 "음식으로 못 고치는 병은 약으로도 못 고친다" 라고 선포하였다. 그리고, 이말은 현대의학에서도 아직까지도 진리로 통하고 있다.

"인류는 현재의 식생활을 바꾸지 않으면 멸망한다"라고 경고하고 우리인류가 먹지 말아야 할 5대 식품으로 흰 설탕, 흰 소금, 흰 화확조미료, 흰 밀가루, 흰 쌀(백미)를 인류 최대의 적으로 지적했다.

현재의 식생활은 건강에 심각한 문제로 대두대고 있다. 그럼에도 불구하고 많은 사람들의 경우 식생활이 중요하다는 것은 대부분 이정하고, 시인하면서도 실제 식생활 개선에는 너무 소홀한 나머지, 각종 성인병으로 고통을 당하고 있다. 개중에는 생명의 위험을 느껴 억지로라도 식생활 개선에 뛰어들지만, 이것 또한 만만치 않다.

이것은 오랜 세월동안 자기의 입맛에 익숙한 식생활 습관을 하루 아침에 뜯어 고친다는 것이 어떤면에서 죽기보다 싫은 것이다. 음식먹는 낙이 곧 삶의 행복으로 이어지기 때문이다. 한예로 비만 환자가 각종 성인병이나 당뇨, 고혈압, 관상동맥이나 중풍의 위험에 직면해 있으면서도, 식생활 개선을 권유하면 의사가 처방해준 약으로 간단히 해결하려고 한다. 이러한 방법으로는 절대로 현대 성인병을 치료할 수가 없다.

우리의 주식인 쌀은 잘 알면 최고의 보약이지만, 이를 잘 이해하지 못하고, 현재 방법대로 흰 쌀밥을 계속 드실경우, 이것은 무서운 독이 된다. 백미식은 산성식품으로, 우리 몸은 산성체질이 되고, 혈당수치는 높아지고, 독소가 몸속에 쌓이고, 잉여 영양분은 지방으로 축적된다. 그래서 현미식을 권장해 드리고 있기에 현미가 좋다는 것은 누구나 잘 알고 있다.

왕겨(껍질)을 벗긴 현미는 쌀겨와 씨눈속에 사람에게 꼭 필요한 천연 비타민과 미네랄, 효소, 섬유소가 가득 들어 있어, 쌀 영양분의 95%를 차지하며, 백미 속에는 5%의 영양분만 남아 있어 실제로는 찌꺼기에 불과하다. 이것은 대부분 탄수화물만 섭취하는 것이 되어서 칼로리만 높아지고, 결구 복부 비만을 초래하게 된다. 그래서 여러가지 불편한 점을 감수하면서도 현미식을 시도하지만 지속적으로 식생활을 바꾼다는 것이 보통 어려운 것이 아니다.

쌀겨와 씨눈에 들어 있는 비타민과 미네랄, 효소들은 소량이지만 우리가 먹는 탄수화물과 지방, 단백질의 열량소등을 완전 연소 시키는 촉매 역할을 하여 우리 몸 속에 필요한 영양분으로 전환 시켜 각 세포로 보내지게 된다. 그런데 현미 밥을 지어 먹을때 쌀을 익혀서 먹기 때문에 열에 약한 비타민과 미네랄등이 파괴 되어버린다.

3대 영양소(탄수화물, 지방, 단백질)은 열에 무관하여 불에 익혀 먹어도 영양분이 파괴되지 않지만, 비타민 및 효소류등은 섭씨 35~65도 안에서만 안전하다. 그러기에 우리가 열심히 현미밥을 지어 먹음에도 불구하고 먹은 음식이 불 완전 연소가 되어 효과를 제대로 얻지 못하게 되는 것이다.

또한 식품 가공과정에서 미세하게 분쇄시키거나, 24-48 시간이 지나면 비타민은 산화되어 버린다. 그래서 자연 상태 그대로 살아있는 영양소를 가공과정에서 최대한도로 보존된 상태의 식품을 만드는 것이 관건이고 이것이 주식회사 세흥허브만의 고유한 비법이라한다.

이렇게 해서 백미식을 하면서도 현미식보다 효과적이고 월등히 좋은 균형 식생활을 할수 있도록 만든 제품이 균형생식환이라 한다. 이 균형생식환은 현미, 밀, 팥, 검정콩 등 곡류의 호분층 및 배아층을 도정 즉시 천연산화 방지제인 사포닌을 주성분으로 하는 농축액으로 혼합(반죽)하여 자연건조 방식으로 섭씨 45도 이하에서 저온 냉풍 건조를 시킨 기능성 건강식이라 한다. 필자는 생산공장을 방문하여 생산하는 모습을 직접 관찰한바 있다.

그렇다고 현대생활은 곡식을 껍질 채 먹을 수 있는 형편이 못된다. 깎지않은 통 곡식을 먹기란 너무나 불편하고 사실상 불가능에 가깝다. 그리하여 26종의 살아있는 곡류껍질과 씨눈 등을 도라지 사포닌 액으로 뭉친 환을 만들어 먹어본 결과 놀라운 일이 벌어지는 것이다. 변비가, 당뇨가, 고혈압이 쉽게 해결되고, 병원에서 해결되지 않던 몹쓸 병이 든 사람들의 건강이 회복되는 것이다. 기적은 멀리 있지 않다. 가장 가까이 있다.

진정한 식생활 개선 방법인 균형생식 환으로 건강의 기적을 이룬 수많은 사람들의 체험사례가 이를 증명하고 있다. 잘못된 불균형 식생활로 인하여 적혈구가 불규칙으로 엉켜서 모세혈관이 막혀 아무리 좋은 약을 먹어도 효험이 없고, 혈 행성 질환으로 협심증, 관절염, 순환기질환은 식생활 개선만이 해결책이다.

균형생식환은 음식(장작)을 연소 시켜주는 불쏘시개 역할을 한다. 음식물이 완전 연소되지 않으면 산성혈액이 되고, 잉여 영야분은 몸에 저축 되어 복부비만 기타 비만의 원인이 되며, 연소가 되면 몸의 균형이 유지되고 날씬하여 미용에도 최고의 가치가 있다.

균형생식환은 약이 아니다. 그러나 피를 만드는 재료는 약이 아니고 음식이다. 혈액을 깨끗하게 바꾸는 식품이다. 혈액이 많아지면 건강이 보인다. 악성변비, 당뇨, 고혈압, 전립선, 대상포진, 아토피, 만성피로, 관절염, 만성피로, 허약체질, 암 등 수많은 질병들을 해결한 여러가지 체험사례등이 나타나고 있다.

중풍과 신종독감에 탁월한 효험이 검증된 황찬고로 신종 독감을 예방하기도 한다. 미국 FDA, 식품 검역소(FSIS)를 통과한 안전 식품으로 알려졌다. 특히 악성변비와 고혈압, 당뇨로 고생 하시는 분의 간증이 많다. 근원적인 완치가 쉬우며 약물을 중단하게 한다. 악성당뇨인 족부괴사로 절단할 우기에서 이 식품을 섭취 후 완치된 사례가 허다하다.

현대의학이 찾지 못하는 현대 병의 원인은 바로 불균형 음식 때문이다. 원래, 우리 인류의 먹거리는 생명의 씨앗이다. 살아있는 천연의 비타민과 효소, 미량원소로 조화를 이루고 있는 씨앗(곡식)은 창조주가 주신 최고의 먹거리 이다. 누구든지 깨끗한 피가 잘 돌면 병이 없다. 건강하 피가 영양과 산소를 잘 공급해 주면 건강한 세포와 조직을 만들며, 건강한 백혈구는 병균과 암세포로부터 우리 몸을 지켜낸다.

혈액속에 포도당이 과도하게 포함 되어 있으면, 우리 몸 속에 피가 탁하고 끈적거리게 되어, 혈액 순환 장애가 생기고, 원래 췌장에서 분비되는 인슐린은 포도당을 잘 사용하도록 도와주는 도우미인데, 인슐린이 제 기능을 다하지 못하여, 이 과정에서 문제가 생기게 된다.

당뇨병을 치료하는 데는 무엇보다 강조되는 것이 올바른 식이요법과 운동이다. 당뇨는 물론이고 모든 성인병의 원인이 혈액에 있다는 것은 상식이다. 피가 말고 깨끗하면 오랫동안 건강하게 살수 있다. 따라서 대체요법은 바로 혈액을 맑고 건강하게 만드는 것에 중점을 두고 있다. 우리몸은 우리가 먹는 대로 만들어 진다. 따라서 혈액을 맑고 건강하게 하려면 식사요법이 가장 중요한 것이다. 특별히 비만해지면 체중유지를 위하여 음식을 많이 먹게되고, 당분섭취가 많아지게 된다.

자연 많은 양의 포도당이 만들어지고 그많은 포도당을 운반하기 위해 인슐린의 과소비를 초래하게 된다. 이렇게 되면 췌장과 간장이 혹사당해 당뇨가 발병되는 것이다. 따라서 의사들은 자연 소식을 권장하게 되고 에너지가 부족하게 된다. 그래서 소식을 하면서도 건강하게 살아가려면 섭취한 음식을 완전 연소 시켜주어야 한다.

그런데 현대인들의 식생활은 거의가 불완전 연소에 가깝다. 당뇨환자는 아무리 먹어도 허기지고 기운이 없어 과식으로 연결된다. 과식은 또다시 혈당수치를 높여주고 혈당을 내리는 인슐린 투여와 약물요법으로 혈당수치를 낮출 수 밖에 없다. 또다시 먹은 음식은 혈당수치를 높여주고, 인슐린 주사 맞고, 혈당치 낮추고 이와 같이 반복되는 방식으로는 도저히 당뇨병을 치료할 수가 없다. 그래서 당뇨는 불치병이라고 한다. 여기서 우리는 생각의 전환이 필요하다.

　혈당수치를 낮추는 방식의 치료방식에서 처음부터 정상적인 혈당수치의 혈액을 만들면 된다. 건강한 피가 계속 만들어 지면 시간이 지나면서 우리 몸안의 모든 혈액이 정상으로 돌아오게 된다. 우리 몸의 혈액은 대략 120일에서 150일 지나면 새로운 피로 바뀌게 된다. 이 기간 동안 집중적으로 식이요법을 잘 하면 당뇨는 100% 고칠 수 있는 병이다. 과거 영양학계에서는 주로 3대 영양소(탄수화물, 단백질, 지방) 섭취에만 신경을 많이 썼다.

　그결과 만성대사병(심장병, 당뇨, 고혈압 등)이 계속 늘어나게 되었다. 많은 학자들이 연구한 결과, 췌장의 기능과 인슐린저항성의 기능을 개선시켜, 당뇨를 치료할 수 있는 물질이 바로 미량영양소(비타민, 미네랄, 효소, 섬유질) 이라는 결론을 얻게 된 것이다.

　이 미량영양소가 우리가 먹은 3대 영양소를 연소시켜 에너지로 전환시킬때 절대적으로 필요한 촉매 역할을 하는 물질이다. 그러므로 의사들이 그토록 강조하는 소식을 하면서도 왕성한 에너지를 얻기 위해서는 이처럼 균형이 깨진 영양 상태로 혈당조절이 잘 안될때 부족한 미량영양소를 보충 해주면 식이요법의 효과를 극대화 시킬수 있다.

이 미량영양소는 곡식의 껍질과 씨눈 속에 많이 들어 있다. 곡물의 껍질과 씨눈을 모두 깎아내 버린 정백식품(백미)가 범람하고부터는 미량원소가 절대적으로 결핍되는 영양의 불균형을 초래했고, 그로 인해 당뇨 같은 식원병이 급증하게 된 것이다.

지금이라도 미량영양소를 많이 섭취하기 위해서는 어떤 식품이 든 껍질째 통째로 먹는 것이 좋다. 태초에 창조주께서는 우리 인류에게 먹거리를 주셨을때 씨 맺는 모든 채소와 과일, 곡식 전부를 먹도록 하였다.

우리 몸에 꼭 필요한 효소는 수명과 건강을 좌우하는 유일한 중요 영양소이다. 효소는 생체 활성물질로서, 그 생물체 속에서 일어나는 각종 화학 반응을 촉매하고 제어한다. 화식에는 효소가 없으나 곡식류, 채소류, 과일류, 해조류 등, 생식에는 효소가 많이 들어있다.

혈당관리에 있어서 섬유질의 역할은 대단히 중요하므로 섬유질식품의 공급을 늘려야 한다. 섬유질은 인체 내에서 소화, 흡수되지 않기 때문에 배설이 촉진된다. 즉 소화와 흡수, 배설이라는 중요 생리대사를 조정해 주는 기초 물질이다. 당뇨에 좋은 식품을 골라, 먹기 좋은 식단을 짜서, 맛있게 먹을 수 있다면 얼마나 좋겠습니까? 자연식품을 그대로 먹는 것도 가장 좋은 방법이지만, 바쁘게 살아가는 현대인들에게는 결코 쉬운 일이 아니다.

(주)세흥허브에서 출시하여 폭발적인 선풍을 일으키는 균형생식환은 현대인들에게 반드시 필요한 영양소인 천연 비타민과 미네랄, 효소 그리고 섬유소가 살아있는 상태 그대로, 특수 공법으로 제조하여 공급해 주고 있다. 살아있는 생명의 씨앗을 그대로 먹을 수 없기에 섭취하기 쉬운 모양으로 만든

것이다. 원리적으로 균형생식환은 당뇨병 치료에 이상적인 천연식품이다.

일반적인 고정관념으로 당뇨병은 불치병으로 생각하거나, 또는 안이하게 받아드린다거나, 한편 포기하고 그냥 방치하면, 실명하거나 생명까지 위험할 수 있다. 당뇨병은 노력여하에 따라 얼마든지 완치가 가능하다. 이미 그 효능의 탁월성이 수많이 체험사례를 통해 입증된 균형생식환을 권해 드리오니 관심을 가져 보시기 바란다. 미국 로스앤젤레스에서 일어난 간증 사례를 보자.

1. 미국인 럿슨의 경험담

균형생식을 복용한후 체중감량에 크게 공헌했음을 간증했다. 복용후 250 파운드에서 210, 즉 40파운를 감량했고 아들은 80파운드를 3개월만에 감량에 성공했다. 이들부자는 지속적으로 먹어야 효과를 볼수있다고 간증을 했다.

2. 한경락의 간증

당뇨합병증으로 인해 생식을 3년정도 먹고 있다. 생활고로 2년 고생을 했는데 당혈압이 양약으로 조절이 안된 상태였으며 화장실을 7-10일동안 못가는 경우도 있었으며 오른쪽 시력이 약해지고 발바닥이 괴사해 발을 짜르는 단계에 까지 왔다. 새생명을 얻고 약을 선전하기 위해 간증하는 것이 아님을 밝히고저 한다.

생식환의 복용으로 변비 문제가 해결되었고 무릎 통증도 1주일후 회복되었으며 발바닥 괴사는 2개월후 해결, 시력도 회복되었다. 지금 생식환을 3년

째 복용하고 있는 중이다. 처음에는 피부가 벗겨지기 시작했고 체력이 딸려 30분도 못쳤는데 지금은 탁구를 5~6시간 동안이나 칠수 있다. 건강한 사람은 약자나 병자의 이런 고통을 모를 것이다.

3. 최영걸 최옥경의 간증

＊남편 최영걸의 간증

균형 생식환의 복용으로 피를 맑고 깨끗하게 함을 알았습니다. 우리 부부는 3년전에 교회에 어려운 일이 있어서 San Diego에 갔다 오다가 프리웨이에서 운전하든 나는 갑자기 시력에 이상이 생겨 앞이 안보여 고생을 많이 했습니다. 부인은 운전을 못하기에 몇시간이나 헤매다가 겨우 집에 도착했습니다. 알약으로 혈압이 조절되지 않아 시력에 이상이 발생한 것입니다. 균형 생식환으로 변비가 가 3일만에 해결되었고 피부도 깨끗해졌습니다. 저의 건강을 회복해준 균형 생식환을 강력히 추천합니다.

＊부인 옥경씨의 간증

고등학교 줄업후 성악을 하기위해 음대지망을 할려고 했는데 어느날 노래 연습을 하다가 갑자기 목이 잠겨 노래가 나오지 않았습니다. 생식환을 복용후 변비가 해결되었고 치매기, 위장, 대장, 소장, 방광, 신장의 이상 현상이 사라졌으며 목이 잠긴 갑상선 이상도 없어졌습니다.

10. 혈액 요인과 건강

1) 동맥경화와 혈중 지방치

콜레스테롤은 수많은 동물성 식품의 구성 성분이다. 특히 달걀, 소시지, 육류는 다량의 콜레스테롤을 함유하고 있으며 식물성 식품은 콜레스테롤을 갖고 있지 않다. 적은 양의 콜레스테롤은 생명을 유지하는데 필요함, 다양한 호르몬을 생산하는데 필수적이다. 그러나 혈중 콜레스테롤 수치가 높아진다면 즉, 너무 많은 콜레스테롤을 섭취하면 혈관에 침착이 생기고 그로 인해 혈관이 좁아지며 동맥경화가 일어난다.

혈액 내의 또 다른 지방 구성 성분은 트리글라이세라이드이다. 이 성분 역시 대부분 음식물 섭취로 형성되며 엉덩이, 허리, 배 부위에 지방층을 형성한다. 이 수치가 높아지면 혈액이 끈적끈적해지고 혈관을 통과하는 속도가 느려져 심근경색이나 뇌졸중의 위험이 높아진다.

2) 관절에 미치는 요산

요산은 단백질 대사의 분해 산물로, 무엇보다도 육류 섭취량이 너무 많으면 수치가 높아진다. 특히 내장이나 콩류를 많이 먹으면 문제가 된다. 요산 수치가 너무 높아지면 관절에 결정이 침착(고체 상태로 쌓임)된다. 그리고 그것이 고통스러운 요산증을 일으킨다.

우리의 에너지 절약 프로그램으로 여러분은 장기간에 걸쳐 요산 수치를 낮출 수 있다. 그러나 이 프로그램을 실행할 때 중요한 것은 고기와 술과 콩류를 포기하고 날마다 적어도 2리터의 물을 마셔야 한다는 점이다.

3) 혈당

우리 몸의 에너지원이 되는 것은 혈액 속에서 운반되는 당분이다. 그러나

이 연료는 오로지 신체기관 안에서만 연소가 된다. 또한, 인슐린이라는 호르몬의 도움이 있어야만 필요한 곳으로 운반이 된다. 이 인슐린이 부족하면 혈당치가 올라간다. 당뇨병이라고 말하는 이런 상태는 장기간에 걸쳐 혈관을 손상시킨다. 공복 시 혈당은 최대한 100mg/dl을 넘지 말아야 한다.

4) 면역세포들 키우기

우리 피 속에는 적혈구(에리트로사이트)와 함께 혈소판(트롬보사이트)과 백혈구(류코사이트)도 들어있다. 백혈구 족(族)에는 림프 세포(림포사이트)도 속한다. 이 세포는 면역체계에서 아주 특별한 역할을 한다. 이들은 몸 안에 침투한 병원균을 물리칠 뿐만 아니라 변이된 세포들을 찾아내어 그들이 암세포 같은 것으로 발전하기 전에 없애 버릴 수도 있다.

면역 체계의 전투력을 유지하려면 충분한 수의 면역세포가 있어야 한다. 숫자만 중요한게 아니라 이 세포들은 기능을 발휘할 수 있는 최적의 상태를 유지하고 있어야 한다. 우리의 면역세포들은 스트레스나 과로(여기에는 지나친 운동도 포함된다), 수면 부족이나 기호식품, 특히 흡연에 의해 손상될 수 있다. 휴식, 적당한 운동, 단식, 충분한 잠은 면역체계에 다시 활력을 준다.

5) 스트레스와 코티졸

코티졸(코티존)은 부신에서 형성되는 부신피질 호르몬이다. 코티졸은 스트레스르 받을 때 분비되어, 신체가 받게 될 부담에 대비해 우리 몸에 저장되어 있던 에너지를 끄집어낸다. 혈중 지방이 동원되고 혈당이 올라가며 염증의 형성이 억제되는 것이다. 이 호르몬 수치가 잠시 올라가는 것으로는 몸을 해치지 않는다.

그러나 장기간의 스트레스로 코티졸 수치가 계속 상승해 있는 상태라면 면역 체계도 서서히 약화되고, 감염의 위험이 커지며 당뇨병이 생길 확률이 높아진다. 우리의 뇌도 지속적인 코티졸 분비로 손상을 받을 수 있다.

무엇보다도 기억력이 이 호르몬 때문에 손상을 입는다. 최근의 연구 결과에 의하면 스트레스 상태가 몇 달씩 계속된 이후에는 스트레스가 사라져도 코티졸 수치가 원래대로 낮아질 수 없는 것으로 나타났다.

6) 호모시스테인과 혈관

단백질을 구성하는 호모시스테인은 다른 단백질(아미노산)인 메티오닌이 소화될 때 우리 몸 안에서 형성된다. 메티오닌은 수많은 식품안에 함유되어 있다. 특히 육류와 소시지에 많이 들어있다. 그래서 고기나 소시지를 먹고 나면 호모스테인 수치가 상당히 올라간다. 호모스테인 수치가 상승하면 혈관벽이 손상될 수 있고, 혈액이 점액질화 되어 심근경색이나 뇌졸즐이 일어날 수 있다. 그리고 뇌의 조기 노화와 혈전이 생길 위험도 있다.

호모시스테인 수치를 높이는 주된 원인은 고기와 소시지 종류를 많이 섭취하는 식습관이다. 비타민B6, B12, 엽산(葉酸: 비타민B 복합체의 하나)의 수치가 낮은 것도 원인이 된다. 비타민B가 특히 많이 함유된 식품들을 섭취하거나 비타민B를 복용하면 위험한 아미노산 수치를 놀라울 정도로 빠르게 낮출 수 있다.

7) 혈액 조건과 건강

혈액은 컨디션을 말해준다. 정상적인 수치를 보자.

자기가 측정할 수 있는 수치들

휴지기 맥박수 : 60~70회(잠자리에서 일어나기 전 1분당 맥박 수)

혈압(mmHg) : 최고혈압 140이하 / 최저 혈압 85이하

측정해야 하는 수치

혈당치(mg/dl)

공복 시 혈액 내 : 100 이하

공복 시 소변 내 : 나타나지 않아야 함.

혈중 지방치

트리글라이세라이드(mg/dl) : 125이하

콜레스테롤(mg/dl) : 200 이하

HDL- 콜레스테롤(mg/dl) : 50(남), 60(여) 이상

LDL- 콜레스테롤(mg/dl) : 125 이하

호모시스테인(πmol/l):10 이하

요산((mg/dl) : 2.5~5.7(여)

혈액검사 수치

백혈구(류코사이트) (mm3) : 4,000~ 9,000

림프 세포(림포사이트) (%) : 25~40

스트레스 호르몬

코티졸(mg/dl) : 150 이하

11. 정혈(精血)로 병의 근치(根治)

식사 개선 없이는 어떤 만성병도 결코 근치될 수 없다. 식생활의 잘못으로 피를 더럽혀서, 몸 세포의 작용을 장해하고 있는 것이 큰 원인이다. 식생활을 고치지 않으면, 어떤 병도 결코 근본적으로는 제거되지 않는다.

식사요법은「음식 = 피, 피= 몸 세포」라는 입장에서 섰을 때 비로소 생기는 것이다. 즉 음식과 피와 세포의 삼자는 연속체고, 동일한 것의 측면이라는 생각을 했을 경우에만 생기는, 병 치료를 위한 방법론이다.

그러므로, 식사를 바로 하여 피의 질이 바뀌고, 그와 함께 병도 낫게 된다는 사실이 설명된다.

그런데, 현대의학은 세포는 어디까지나 세포라는 생각을 하고 있으니까, 적혈구가 몸세포로 바뀐다는 것은 일체 인정하지 않는다. 그러니까 체질은 바뀌지 않는다고 주장하는 것이다. 병이 낫는다는 것은 즉 체질이 바뀐다는 것일 터인데, 「나서부터 죽을 때까지 바뀌지 않으니까 체질이다」라는 잘못된 고정관념에 매달려 있다.

한편 현대 영양학은 음식을 우리 몸의 구조에서 갈라떼어, 몸의 생리는 일체 생각지 않고, 식품만을 들먹거리고 있다. 이 식품에는 단백질이 얼마, 비타민이 얼마, 칼로리가 몇 칼로리라는 식으로 식품을 분석하고, 그 분석치가 마치 누구의 몸에 대해서도, 언제나 플러스로 작용하는 것으로 착각하고 있다.

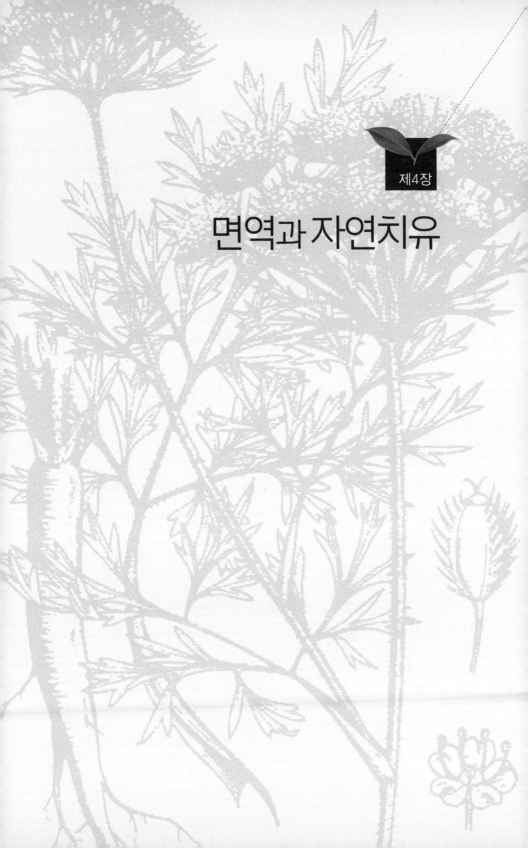

제4장

면역과 자연치유

1. 면역 체계

우리 몸은 몇 가지 체계가 있다.

근골격계, 피부계, 신경계, 순환계, 호흡계, 소화계, 비뇨기계, 생식계, 내분비계 그리고 인체 방어 체계의 핵심적 역할을 수행하는 면역체계가 그것들이다. 그중에서 면역체계는 림프계로 집약되는데, 암을 포함한 모든 질병의 치료는 이 림프계를 이해하는 것에서 시작된다. 림프계는 인체 방어 체계의 심장이고 영혼이기 때문이다.

사람마다 몸에 상처가 났을 때나 염증이 생겼을 때 또는 유방에 문제가 생겼을 때 해당 부위 주변에 멍울이 나타나는 것을 경험했을 것이다. 또 세균이나 바이러스의 침입을 방어하기 위해 편도선이 붓고, 대장에서 소장으로의 세균이동을 막아주기 위해 맹장이 제 위치를 지키고 있음을 알고 있을 것이다. 이 모든 것이 림프계의 작용이다.

건강할 때 건강을 지킬 줄 아는 지혜를 가져야 한다. 그러지 않으면 우리도 조만간 사망에 이를 수 있다. 사람에게 주어진 자연 치유력에 감사하고 그 면역 체계를 가꾸고 지켜야 한다. 자연에 대한 존경심과 경외심이 사라지면 병이 생기는 것이고 그렇게 생긴 병은 낫지 않을 것이다.

림프계는 진액, 기관, 림프소절, 관, 선, 혈관 등의 네트 워크로 조성되어 있어 인체의 불순물을 지속적, 적극적으로 제거해 준다. 림프관의 길이는 장장 160,000km로 지구를 네번 감고 돌 수 있는 길이이다.

체내의 림프액이 피의 양보다 세배나 더 많다는 것은 림프계의 중요성을 보여주는 것이다. 인간의 몸은 균형된 상태를 파괴하려는 요인에 대해서 적극적으로 대항하려는 준비를 하고 있고 이미 파괴되고 있는 상황에서는 정상 상태로 환원시키려는 강력한 무기를 가지고 있다.

수천년 전부터 사람들은 이 사실을 알고 있었다. 삔 발목이 시간이 지나면 낫는 것을 경험하였고 대부분의 상처들이 저절로 아무는 것을 알았다. 인간의 방어 체계는 박테리아나 바이러스 등 외부의 공격으로부터도 인간의 육체를 지키고 있다는 것을 알았다. 이것을 면역 체계라고 한다. 면역 체계는 매일 수많은 공격으로부터 우리의 몸을 지켜 주고 이 기능에 의해 우리는 아프지 않고 자신도 모르는 사이에 많은 병을 물리치며 스스로 건강 상태를 유지할 수 있는 것이다.

이러한 일들의 수행은 우리 몸의 림프계가 주로 담당하고 있으며 항상 침입에 대비해서 비상 경계를 하고 있다. 이렇게 우리의 방어 전략이 철통 같이 이루어지고 있고 자동 치유 기능이 탁월하지만 무적인 것은 물론 아니다.

인간은 과다 출혈로 죽을 수 있고 악성 감염으로 목숨을 잃는다. 또한 이러한 기능은 모든 사람에게 있어 동일한 능력을 발휘하지도 않으며 같은 사람이라 할지라도 항상 같은 반응을 보이는 것도 아니다.

현대의학은 이제 이 방어 기능의 변수가 되는 많은 요인들 중에 눈에 보이지 않는 마음의 상태가 더 큰 변수로 작용 한다는 것을 알게 되었으며 이것을 활용할 수 있는 단계에 와 있다. 지난 수십 년 동안 의사, 심리학자, 생물학자들은 건강과 치유에 관한 마음의 역할에 대해 수많은 증거를 제시하여 왔다.

지금까지 우리의 몸을 기계적인 차원에서 이해하고 유지시키려던 관점에서 마음이라는 비물질적인 요인의 중요성을 인식하고 그 상관 관계를 규명하고 면역체계 등과의 연결고리를 찾아가고 있는 것이다.

결론적으로 다시 강조하지만 우리의 몸을 질병으로부터 막아내고 건강상태로 유지시키는 역할은 우리의 면역 체계가 담당하고 있다.

또한 이 면역 체계는 상당 부분 우리의 이성과 감정을 포함한 마음의 상태에 영향을 받는다는 것을 알고 있다. 약화되거나 와해된 면역 체계는 정상적일 때에는 우리가 인지하지도 못하는 사이에 가볍게 물리치던 질환들에 대해서도 대항 능력을 상실케 되고 발병으로 이어지게 된다.

2. 면역력(방어력)

사람은 누구나 스스로를 보호하고 병을 치료하는 면역력을 선천적으로 갖고 있다. 자연치유력, 저항력, 항산성, 회복력, 생명력 등으로 불리기도 하는 면역력은 인류가 그 생명을 이어온 이래 오랜 세월동안 터득한 생존의 기술이다. 특별히 치료를 하지 않아도 감기가 낫고 상처가 아무는 것은 모두 인체에 면역력이 있기 때문이다. 스스로를 치유하는 경이로운 능력인 면역력은 생물체가 가진 가장 뛰어난 특성 중 하나라고 본다.

현대의학의 아버지라고 불리는 히포크라테스는 "진정한 의사는 내 몸안에 있다. 몸안의 의사가 고치지 못하는 병은 어떤 명의도 고칠 수 없다", "질병이란 복원력 즉 자연의 치유력을 흉내내는 기술이다", "의술이란 자연치유 기술을 흉내내는 기술이다"라는 말을 남기며 자연치유력, 즉 면역력을 강조했다. 현대의학의 뿌리인 히포크라테스 의학은 자연치유 작용을 강화하기 위해서는 생활방식과 마음가짐이 중요하며, 자연과 조화를 이루는 삶을 살아야 한다고 강조했다.

병원균을 발견해 멸균 치료의 물꼬를 튼 파스퇴르(Louis Pasteur) 역시 만년에 '사람의 몸에는 수많은 세균이 있지만 건강할 때는 인체가 스스로 물리칠 수 있고 허약할 때에만 피해를 준다'는 사실을 강조했다.

그래서 "훌륭한 치료라는 것은 저항력이 발휘될 수 있도록 회복시켜 주는 것이며 면역기능을 강화하면 모든 질병을 다스릴 수 있다"는 말을 했다.

동일한 조건에서 같은 음식을 먹어도 식중독에 걸리는 사람이 있고, 멀쩡한 사람이 있다. 같은 환경 속에 살아도 감기에 걸리는 사람이 있고 건강한 사람이 있다. 사람에게 내재된 면역력이 다르기 때문이다.

이 말은 질병을 집중적으로 연구해 의학적 해결책을 찾는 것만큼 인체의 면역력을 강화하는 것이 중요하다는 것이다. 내 몸안의 의사인 자연치유력, 즉 면역력을 강화하기 위해서는 평소 생활 자세가 중요하다. 규칙적인 생활, 바른 의식주, 자연 친화적인 생활, 적절한 수면과 휴식, 적당한 운동, 긍정적인 마음, 적정한 체중, 규칙적인 배변, 충분한 산소 공급과 햇빛, 바른

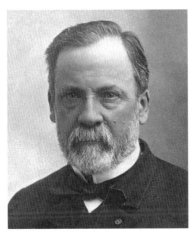

프랑스의 생화학자 Louis Pasteur

자세, 건전한 성생활, 금연, 적절한 음주 등 건전하고 올바른 생활 자세가 필요하다.

첨단 의학적 관리가 아니라 우리가 흔히 알고 있는 지극히 상식적인 건강법을 실천하는 것이 면역력을 강화하는 지름길이다.

우리가 일상생활 속에서 절제된 생활과 정신적인 만족, 자연의 순리를 따르는 삶이 면역력을 배가시키는 핵심 키워드이다. 특히 생활 전반에서 절제하는 마음의 자세는 치유의 힘을 기르는데 가장 밑거름이 된다. 예를들면 과식을 하거나, 과로를 하거나, 과욕을 부리면 치유력이 약화된다. 또한 화를 내거나 흥분하는 등 지나치게 감정에 휩쓸리는 것도 병을 부른다.

규칙적인 생활 역시 면역력을 기르는 필수 요소이다. 불규칙적 생활은 생체리듬을 깨뜨리고 신진대사를 방해해 치유력을 저하시킨다. 질병을 예방하고 면역력을 강화하기 위해서는 적절한 식사, 수면, 운동, 휴식 등 규칙적인 생활 관리가 중요하다.

현대 의학의 지나치게 공격적인 수술요법이나 약물요법은 면역력을 약화시키는 요인이다. 문명이 발달하고 현대 의학이 발전할수록 인간의 면역력이 저하되어 온 것은 사실이다.

우리 몸의 병을 치유하고 건강하게 만드는 주체는 면역력이다. 감기부터 암까지 모든 병의 최고의 치료법은 자연 치유 작용을 최대로 발휘하는 것이다. 모든 치료법은 인체의 면역력을 보조하는 작용에 지나지 않는다. '의학적인 치료가 필요 없다'는 말이 아니라 '주객을 바꾸지 말자'는 것이다.

3. 면역력 강화와 장수 비결

사람은 누구나 오래 살기를 꿈꾼다. 그러나 오래 사는 것보다 중요한 것은 건강한 삶을 사는 것이다. 아무리 오래 산다고 해도 질병에 걸려 건강하지 못하다면 그것은 진정한 의미에서의 장수라고 할 수 없다.

장수 지역에 사는 100세 노인들은 대부분이 질병 없이 평온한 일상을 유지하며 삶의 남은 날들을 보내고 있다. 이들이 질병에 걸리지 않는 이유는 무엇보다도 자연의 섭리에 따라 살면서 자신도 모르게 자체 내에 가진 면역력이 강해졌기 때문이다.

오늘날까지 면역력은 현대의학의 눈부신 발전에 가려져 제대로 된 연구가 이루어지지 않았다. 그러나 최근 들어 현대 의학으로도 해결할 수 없는 난치병들이 이 면역체계와 큰 관련이 있다는 사실이 속속 발표되고 있다.

건강을 유지하는 방법은 더 이상 약이나 병원이 아니라 일상 속에서 내가 가진 면역력을 키우고 잘 보전하는 것이다.

4. 자연 치유력

자연계의 동물은 어쩌다 부상이라도 입으면 외진 곳에 숨어서 먹이도 없이 다만 생수로 조금씩 목을 적셔가면서 상처를 자신의 혀로 핥을 뿐이다. 그런데도 상처가 낳는데 이것이 바로 자연 치유력이며 생명의 특징이라 할 수 있다. 병은 약으로 낫는 것이 아니라 스스로의 생명력으로 나을 수 있으며, 비단 인간만이 아니라 생명이 있는 것은 스스로 병을 고치는 힘을 가지고 있는데 이것을 자연 치유력이라고 한다.

누구나 자연 치유력를 가지고 있으나 의복을 입고, 음식을 익혀서 먹고, 차를 타고 다니고, 냉난방을 하는 등 문화생활(자연에서 유리된 생활)을 하고 있기 때문에 이 자연 치유력이 약화되고 있으며 이 때문에 인간은 자연생활을 하고 있는 동물과는 달리 여러가지 병에 걸려서 괴로워하고 있는 것이다.

5. 자연 치유와 식물

이 지구상에 자라고 있는 38만 종에 가까운 식물들 중에는 맛있고 영양 좋게 먹을 수 있으면서 약으로 쓰이는 종류가 대단히 많다.

산야의 풀들은 인간만의 전유물은 아니다. 동물들은 병이 생기면 산속의 풀들을 뜯어 먹고 스스로 생명을 구한다. 세계 보건기구의 기록에는 전세계적으로 사용되는 2만 가지의 약용식물 용법이 수록되어 있다.

고양이나 개들은 변질된 음식, 오염된 음식을 먹었을 때 그 해독을 위해 각종 녹색 풀을 뜯어먹는 것으로 알려져 있다. 야생동물들은 몸이 불편하면 약이 되는 특정 식물을 씹어 먹고 몸에 바르기도 하며 치료한다.

인디언들은 동물이 다치거나 질병에 걸렸을 때 어떤 식물을 골라 먹는지를 지켜보고 의약의 기본을 배웠다고 한다. 인간은 동물에게서 배운 치유법을 시행해봄으로써 여러 세기에 걸쳐 서서히 치료약의 품목을 늘려갔다. 동물들도 약도 되고 음식도 되는 식물을 본능적으로 알고 있다.

우리는 수많은 식물들이 동물들의 식량자원이면서 약이 되는 동시에 인간에게도 매우 유익한 보배의 구실을 한다는 점에 주의를 기울일 필요가 있다.

식물체에는 온갖 질환의 치유와 건강증진에 탁월한 효과를 거두는 미지의 성분들이 듬뿍 함유되어 있다는 사실이다.

6. 자연 치유법과 건강

질병을 치료하는 모든 약이 있을지라도 건강을 지속시키는 것은 없다. 우리들의 기관은 늘 정상 작동하며 질병은 반작용으로부터 발생한다. 위기로부터의 치유는 정화를 이루도록 하는 것이며 정상 생활로 부양하는 것이 건강이라고 말할 수 있다. 치유력이 결여된 것은 체력의 빈약에서 오고 질병은 오직 건강이 소멸 되었기 때문이다. 알아야 할 것은 기관의 정상작동이 치유를 이루므로 정상 체온을 가지면 어떤 세균을 갖지도 발병하지도 못한다. 질병을 만들지 않는 것이 치유의 길이며 기관의 작동에 변질이 오면 신열의 균형이 깨진다.

히포크라테스가 말한바 치유의 본질은 훼손된 건강을 회복하는 능력이지 연구실이나 조제된 약품의 요인으로는 거의 가능하지 않는다고 하였다. 그밖의 결론을 말하면 모든 질병이 가지는 원천은 내부의 병자 자신이므로 오직 자기자신의 오염된 기관 또한 내부 자극을 통하여 병적 근원을 변경, 소멸시키도록 노력하여야 한다.

훼손된 건강을 회복하는데 신체의 모든 부족되는 수용량의 구성원을 활기 있게 이끌어야 하는 것이다. 그러므로 기관의 작동에 난맥뿐만 아니라 그 증후에 이르기까지 기관의 작동에 마음을 쓰지 않으면 안된다.

질병의 회복은 장상 작동이며 건강인 것이다. 질병은 그 행위가 비 정상적인 생활습관으로서 건강한 생활을 통하여 신열의 균형을 부양하므로서 물리칠 수 있다.

그러므로 여기에 첫째가는 건강 요인은 각 개인의 의욕이다. 즉 병든 사람은 건강으로 회복하려는 확고한 의욕이 있어야 한다.

의약의 독성은 환자를 속이고 배반하여 일시적으로 안락했든 이전과는 달리 나중에 불행으로 변화시키고 생명을 소멸시키게 되는 것이다. 사람은 오염과 동시에 질환이 있고 누구나 매우 위험하게 되지 않는다고 하지만 처방의약은 일반적으로 중독을 일으키는 것으로 추정된다.

자연의학에서는 환자의 자연 방어 능력이 항상 재현되는 것을 건강이라고 말 할 수 있다. 인공적으로 독을 얻어낸 질환은 자연 방어로의 반동작용을 멀리한 것으로 추측되고 생명력을 허약하게 나타낸다. 머리가 아플 때 아픈 사람이 아스피린이나 타이레놀을 사용하면 경감되고 또한 어떤 병이든 그밖에 준비된 약으로 화학제품의 의약을 마셨을 때 짧은 시간에 통증이 소멸되는 것을 느낀다.

그렇다면 두통 현상은 치유된 것일까. 그렇지 않다. 왜냐하면 원인은 제거되지 못하고 그대로 뱃속에 남아 있기 때문이다. 통증은 자연방어력의 반동으로 인하여 발생한 것이므로 신경세포의 중독을 없애야 하는데 미흡한 현상이다.

통증의 표시는 활력의 저하나 마비를 만드는 것이며 이는 독성물질을 마셨거나 주입되었던 것이다 이와같이 신경의 감각을 자극하였을 때 그의 작동에 조정이 상실되고 술에 취해 버린 것같이 움직임을 무능력하게 하고 말하는 것을 비롯하여 통상적인 감각은 알코올 중독자와 같이 보이게 된다.

한 젊은 이가 임질의 피해를 받았다. 유산의 증후를 양의학적으로 다스렸을 때 기관의 방어인 농루가 없어 졌다. 이 경우에 양의학적으로 치유된 것처럼 보이지만 자연방어력으로 치유를 수행코저 하는 것을 방해하게 되었다.

여기서 알아야 할 것은 자연의학은 신체 내부 혈액에서 더러운 물질을 내부로부터 뽑아내도록 노력하는 것을 허용하는 것이다. 자연방어력은 부폐물질을 질식시키고 전반적으로 소멸시키는 일을 한다. 부폐물질이 내부에서 발육하게 되면 내부기관을 부식시키는 일을 하며 파괴적으로 중독을 만들고 흔히는 생명 에너지를 저하시키며 신경계와 순환계인 간장, 신장, 위장, 폐장, 심장 등과 특별히 전립선 난소와 자궁에 염증을 만든다.

우리들 젊은 이는 임질로 죽지 않으며 자연치유에 의하여 정복해야 한다. 무지한 사람은 임의로 의약 또는 주사의 자극이나 진정제의 새로운 공급으로 끊임없이 자연 법칙과 분쟁을 계속하므로 매일 잘못된 삶을 실행한 결과 시력 등에 증후를 일으키는 경우가 발생한다. 양의학은 사고를 당했을 때 외과적인 수술에는 공헌이 높다.

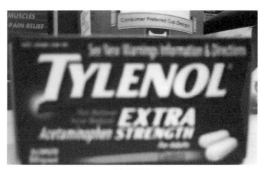

타이레놀

질병을 얻었을 때 오직 하나의 길이 있다면 훼손된 건강을 회복하는 길이다. 처방의약은 사람의 신체속에 세균을 붙잡는 기법으로 변화시키고 전개하는 것은 유기체를 등한시 하여 생명을 협박하는 독소를 도입케 하는 경우이다. 자연의학은 일반대중에게 대중요법을 말하며 자연요법을 찾는 환자의 기관을 정화하여 건강을 찾는 것으로 그의 치유를 말하는 것이다. 기관을 깨끗이 하면 세균의 바탕은 없어지고 그의 발전이 순조롭고 통증을 소멸할 수 있으며 기관에 불순화가 형성되면 또한 그 결과는 세균이다.

환자의 몸을 조절하는 것으로 피부를 자극제거하고 좋은 소화를 통하여 완전하게 재생시키는 것은 본질적인 열의 균형인 것이다. 본 단원을 끝내면서 반복하지만 "정화를 하지 않으면 치유되지 않는다." "환자의 피부에서 치열을 얻어내고 배속을 청량케 하기 위하여 그 내부의 파괴적인 열을 없애도록 하여야 하는 것이다." 따라서 그 방법으로 기관의 작동을 정상화하는 것만이 완전한 건강이라는 것을 재삼 강조하는 바이다.

7. 자연 회복

1997년 천연색으로 찍힌 시화호는 '국내 최악의 공해 호수'로 전락해 푸른 물이 가득 찬 아름다운 호수가 아니라 검은 기름 저장고와 흡사했다.

당연히 생명은 사라지고 죽음만이 호수 위에 짙게 깔려 있었다. 당시 신문은 반월 공단과 시화 공단, 안산시 등이 배출한 오염 물질이 원인이었다고 기록하고 있다. 그후 5년 쯤 지난 2001년 2월, KBS 〈환경 스페셜〉에서는 그 시화호가 다시 부활하는 기적과도 같은 모습을 생생하게 담아 보도했다.

물고기와 조개 등은 물론 생태계 자체가 폐허로 변했던 그 시화호에 다시금 생명이 숨쉬기 시작한 것이다. 그 방송을 본 많은 시청자들은 아마 감동으로 눈시울을 적셨을 것이다. 이것이야말로 살아 있는 것이 죽을 수 있고, 죽었던 것도 다시 살아 날 수 있다는 믿음과 확신을 주는 사건이었다.

자연은 자연스럽게 해줄 때 가장 자연스러운 자연이 된다. 욕심과 무리한 생각으로 가득 찬 인간의 한 생각이 호수를 막아 자연을 죽였지만, 정신을 차린 인간의 또 다른 생각이 호수의 물길을 터주어 자연이 회생하는 기적을 연출했다. 시화호를 두고 사람이 할 수 있었던 일이란 단지 물길을 터서 자연의 숨통을 열어준 것뿐이었다. 그러자 자연은 자연스럽게 살아났고, 생명이 넘실대기 시작했다.

자연에 순응하는 계획은 항상 결과가 좋을 수밖에 없고, 자연에 거역하는 정책은 실패할 수밖에 없다. 시화호의 폐수로 인해 기력을 잃고 숨을 몰아쉬며 죽어가는 물고기가 한 마리 있다고 가정해 보자. 지금 물고기에게 필요한 것은 공장 폐수로 인해 체내에 축적된 화학물질이나 중금속 같은 오염 물질을 제거해주는 일이다. 독성 오염 물질을 제거해 주기만 하면 오염 정도가 지나치지 않는 한 분명히 소생하게 되어 있다. 자연은 물고기를 배반하지 않기 때문이다.

사람이나 의사가 할 수 있는 일이란 단지 체내에 축적된 화학 오염 물질을 제거해 주면 우리의 몸은 반드시 소생하게 되어 있다. 우리가 몸속을 정결하게 해주면 참된 소생과 회복은 자연이 알아서 해줄 것이다.

8. 자연에 적응

사람은 살아가기 위해서 밥을 먹고 잠자고 일하고 성생활을 한다. 그런데 자연은 봄, 여름, 가을, 겨울 사계절에 따라 추웠다 더웠다 하면서 사람을 못살게 만들고, 공간에 따라 비나 눈을 내리거나 바람을 날려서 사람을 못살게 만들고, 장소에 따라 물난리나 지진을 일으켜 사람을 괴롭히고, 방위에 따라 길을 찾지 못해 헤매게 만든다. 그러므로 사람은 자연환경에 적응해야만 살아갈 수 있다.

우리가 자연환경에 적응하며 살기 위해서 맨 먼저 알아야 할 것은 자연의 법칙이다. 자연의 법칙은 자연에 적응하는 사람은 선택되고 적응하지 못하는 사람은 도태시키는 것이다. 자연의 법칙은 우리에게 자연(세상)의 흐름에 순응할 것을 가르치고 있다. 즉 적자생존을 가르치고 있다.

사람은 만물의 영장으로서 각자가 인생을 선택할 수 있다. 사람은 후기 성도(Latter Day Saints)들이 말하는 선택의 자유가 있다. 그런데 무엇을 선택할지 알기 위해서는 먼저 세상의 흐름을 알아야 한다. 세상의 흐름을 알고 세상의 흐름에 순응하는 것은 바람을 등 뒤로 맞으면서 앞으로 나가는 것처럼 쉽다. 그러나 세상의 흐름을 몰라서 세상의 흐름에 역행하는 것은 바람을 가슴으로 맞으면서 앞으로 나가는 것처럼 어렵다. 세상의 흐름이 자신에게 유리하게 흘러가면 살기 쉬운 것이고 불리하게 흘러가면 살기 힘든 것이다.

예를 들어 지구의 온난화가 점점 진행되고 있는 것이 아프리카 동물에게는 유리하고 북극이나 남극 동물에게는 불리하다. 마찬가지로 자신이 더위에 강한 체질을 타고 났다면 살기가 편해지는 것이고, 더위에 약한 체질을 타고 났다면 살기가 어려워지는 것이다. 타고난 체질이나 환경은 어쩔 수 없다. 그러나 만물의 영장인 사람은 세상의 흐름을 깨치고 자신의 껍질을 벗고 운명을 바꿀 수 있게 만들어졌다.

세상의 흐름을 알아야 한다. 자신의 삶을 세상의 흐름에 맞도록 조정해야 한다. 이렇게 사는 것이 건강하게 인생을 사는 것이다. 자연의 법칙에 맞게 생활하면 저절로 몸이 환경에 맞도록 변화한다.

9. 자연치유력과 현대의학

현대의학의 한계는 이제 일반인들에게도 널리 알려진 사실이 되었다. 이제 많은 이들이 현대의학의 한계를 극복하고 근본적인 치유책을 고민하는 '대체의학'에 주목하고 있다. 대체의학이란 현대의학이 외면하고 있는 '우리 몸의 자연치유력을 극대화시키는 건강법'을 말한다.

우리 체내에 구비된 자연치유력을 증강, 활성화해서 질병과 고통을 지금보다 빠르게 치유하고 억제할 수 있도록 하는 것이다. 여기에서 가장 중요한 개념이 바로 면역력이다. 사람은 스스로를 보호하고 병을 치료하는 힘을 선천적으로 타고 나는데, 이 모든 자연치유력과 저항력, 회복력, 생명력 등을 바로 면역력이라고 부른다.

이 면역력은 인류가 지금까지 온갖 질병들과 맞서 싸우면서 오랜 세월 동안 우리 몸에 축적된 생존의 방어 시스템이다. 대체의학은 우리 몸의 잃어버린 면역력을 회복해서 스스로 질병을 치유할 수 있는 힘을 기르는데 그 목적이 있다. 다시 말해 균형 잡힌 식단과 운동과 마인드 콘트롤 등으로 몸의 잃어버린 균형을 회복하고 약 없이도 건강한 회복을 할 수 있도록 돕는다.

우리 몸의 질병은 결코 갑작스럽게 생겨난 것이 아니다. 대부분의 질병은 그의 생활 속에서 조금씩 생성된 것으로, 자세히 살펴보면 그 밑바닥에는 나쁜 생활습관과 식습관이 깔려 있다.

오늘날 우리 사회에 큰 문제가 되고 있는 심장병, 뇌졸증. 당뇨병, 고혈압. 아토피, 암 등의 불치병들도 바로 이 해로운 생활습관과 식습관에서 온 것으로 본다. 환언하면 단순히 약물이나 주사, 수술로 해결되는 것이 아니라 나쁜 생활습관을 바꾸어야 근본적으로 치료가 가능해 진다. 지나치게 과로와 밤샘을 밥먹듯이 하고, 건강에 문제가 생기면 무조건 병원부터 찾는다. 이는 현대의학에 지나치게 의존하는 경향이 우리 머리 속에 깊이 박혀 있기 때문이다.

그러나 건강에는 왕도가 없다. 강한 몸은 쉽고 빠르게 만들어지는 것도, 약이나 병원이 해결해 주는 것도 아니다. 의사나 약을 찾기 전에 스스로 자신의 생활을 점검해보고 나아가 생활관리를 중시하는 대체의학에 관심을 가지며 꾸준히 자연 치유력 강화에 노력해야 한다.

10. 현대의학과 자연치유 체계

서양인이 많이 먹는 육식은 장에 머무는 시간이 채소에 비해 오래 걸려 장을 통과시 노폐물, 독소가 채식에 비해 많고 스트레스 해소를 못하기 때문에 동양인보다 만성병이 월등히 많다.

곡류를 동반하지 않은 채소를 먹는 채식은 질병의 원인이 된다. 곡류의 단백질, 염분 섭취를 하지 못하기 때문이다. 단순하게 채식 일변도가 자연치유력을 지키지 못하는 이유는 인간 신체구조나 구강구조는 채식과 육식을 함께하게 되어 있기 때문이다. 그래서 육류는 가급적 소량으로, 다양한 곡류, 채소, 해산물 섭취가 필요한 것이다.

인류의 오염과 중독 현상은 더 이상 방치할 수 없을 정도로 심각하다. 남성 정자수가 급격히 감소할 만큼 식품, 공기, 물 등이 오염돼 있고 인류의 생명 보존도 사실상 위기에 있다.

서양의학의 특징인 기계론적이고, 물질 위주의 원리가 재검토되고 있으며 암, 비만, 성인병 등에 대한 처방이 벽에 부딪혀 있다. 평생건강을 귀의자연하는 실천철학에서 찾는 자연요법은 병의 예방을 위한 예방의학적 섭생술과 양명술(養命術)에 속한다. 따라서 자연요법은 심신일여(心身一如), 신토불이, 불로장생의 테두리에서 찾아야 하고 연구해야 될 것이다.

DNA의 자기 수정에 관한 더 상세한 내용을 잘 모르더라도 지금까지 알려진 사실을 종합해 보면 다음과 같다.

* 치유는 생명체의 타고난 능력이다. DNA 안에는 자신이 보정할 효소의 생산에 필요한 정보가 들어 있다.
* 치유체계는 자가진단 능력이 있다.자신이 입은 손상을 인식할 수 있는 것이다.
* 치유체계는 손상된 조직을 제거하고 그 자리에 정상적인 조직을 배치할 수 있다.
* 치유체계는(박테리아의 SOS 반응처럼) 심각한 손상을 중화하는 작용을 할 뿐만 아니라, 매 순간 일상적인 교정을 지도함으로써 정상적인 구조와 기능을 유지하도록 한다.
* 치유는 자연적으로 발생한다. 그것은 DNA의 내적 본질로부터 발생하는 자연스러운 경향이다. 고장의 발생은 자동적으로 수리 과정의 작동을 촉발한다.

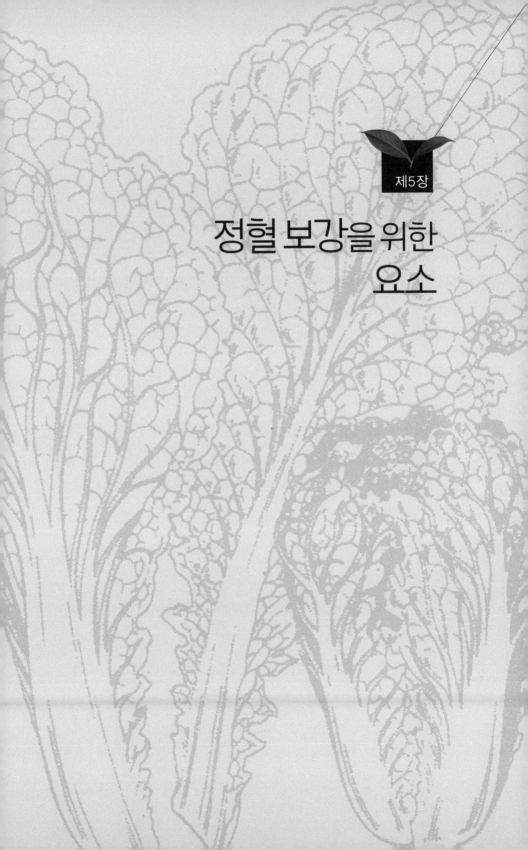

제5장

정혈 보강을 위한
요소

신열의 균형을 유지하기 위한 방법이 면역력을 강화하는 것이다. 여기에는 방법이 많으나 그 중에 대표적인 몇가지를 소개하려 한다.

1. 신선한 공기 호흡

항상 맑은 공기를 호흡한다. 맑은 공기는 피를 정화하는 자연법칙이다. 시간과 장소를 불문하고 심호흡을 자주한다. 또한 어떤 환경이 좋은 효과를 얻을지 아는 사람이 드물다. 특기할 것은 대기오염이 심한 차도를 피하고 공기가 탁한 곳을 기피하는 것이다.

공기는 이 세상에서 제일 귀한 물질이다. 우리가 흔히 밥이 제일 귀하고, 그 다음으로 귀한 것이 물이라고 생각할 때가 많지만 밥은 몇 주일을 먹지 않고도 살 수 있고 물은 며칠을 마시지 않아도 살 수 있다. 그러나 공기는 몇 분만 호흡하지 않아도 살 수가 없다.

따라서 이 세상에서 제일 귀한 물질이 공기이므로 우리는 공기에 대해서 특히 그 값어치와 그것의 고마움에 대해서 좀더 많이 생각함과 동시에 그것을 잘 사용하여야 하며 우리의 건강을 위한 절대적 요소의 구실을 충분히 이해하도록 노력하지 않으면 안될 것이다.

호흡의 중요성을 일찍부터 잘 파악한 스위스의 Leo Kofler 라는 사람은 1877년에 이미 The Art of Breathing(호흡술)이라는 책을 냈을 정도인데 그 후 많은 사람이 이 책의 감화로 호흡술의 중요성을 깨닫고, 더 많이 연구하여 더 많은 책을 내게 되었지만, 이러한 사람들의 관점에서 보면 우리는 너무 엷고, 또 짧게 호흡하기 때문에 거의 호흡을 하지 않는 것이나 다름이 없을 정도다. 하여간 체육계에서 운동선수들이 심호흡을 많이, 또한 자주 하는 것을 우리가 다 잘 알고 있고, 의사들이 환자들에게 공기를 많이 마실 것을 자주 장려하는 것도 모두다 공기가 우리의 건강에 너무도 필요하기 때문이며, 또 유명한 가수들 중에 폐질환 환자가 극히 적은 것도 이를 웅변으로 말해 주는 일이라 할 수 있겠다.

공기가 맑은 시골에서 사는 사람들이 공기가 탁한 도회지에서 사는 사람들보다 훨씬 더 건강하다는 사실과 빈민굴에서 사는 사람들, 특히 어린애들 중에서 일찍 죽은 애들이 많은 사실은 역시 같은 이치인 것을 모르는 사람은 없을 것이다.

겨울에도 창문을 조금 열어 놓는 일이 건강에 해가 되지 않을 뿐만 아니라 크게 이롭다는 사실에 대해서는 많은 전문가들이 하나같이 입을 모아 증언하는 바이며 그것에 대해서는 긴 이야기가 더 필요 없으리라고 본다. 하여간 겨울에도 찬바람을 더 많이 쏘이도록 노력하는 사람은 감기를 덜 앓고 있는 셈이다. 춥다 춥다 하면서 밀폐된 방안에서만 사는 사람들이 감기에 더 많이 걸리는 일은 당연한 사실로 알고 있다.

인간은 공기 중 산소 없이는 한시도 살 수 없는 존재이다. 산소는 음식물을 산화시켜 에너지를 만드는 작용을 한다. 우리가 먹은 음식물은 체내에서 산화 과정을 거쳐 탄산가스와 물이 되면서 에너지를 생성한다.

이때 산소가 부족하면 아무리 먹어도 산화 반응이 이루어지지 않으므로 생명활동에 필요한 에너지를 얻을 수 없다. 뿐만 아니라 에너지가 되지 못한 음식물 즉 불완전 연소물은 노폐물로 체내에 축적되고, 유해한 탄산가스도 제대로 배출되지 않아 혈액 오염, 장기 기능 저하, 신경과 근육 마비 등을 일으킨다. 따라서 산소 공급이 원활하도록 바른 호흡을 하는 것은 매우 중요하다.

면역력을 강화하기 위해서는 산소를 충분히 받아들이는 깊은 호흡을 해야 한다. 복식호흡이 바로 숨을 깊이 쉬는 바른 호흡법이다. 복식호흡을 하면 횡경막이 오르내리고 복근이 움직여서 장기의 기능이 원활해지고, 온몸의 혈액순환이 촉진된다. 또한 호르몬 분비가 왕성해지고 자율신경이 균형을 이루게 된다.

깊은 호흡을 통해 마음을 편안하게 만들 수도 있다. 우리가 화가 날 때는 빠르고 얕은 호흡을 하게 되고, 편안할 때는 느리고 깊은 호흡을 하는 것은 호흡과 마음의 상태가 연결되어 있다는 말이다. 따라서 평소에 깊은 호흡을 꾸준히 하면 마음의 안정을 찾고 면역력을 강화할 수 있다.

복식호흡을 하는 방법은 우선 척추를 바로 세우고 편한 자세로 앉거나 서서, 숨을 내쉴 때는 아랫배에 힘을 넣고 배를 쏙 넣으면서 천천히 길게 내쉬고 그 반동으로 아랫배가 불룩해지도록 숨을 들여마시면 된다. 입을 다물고 코로 숨을 쉬고, 들이마신 숨은 잠시 멈춘 채 있으면 효과적이다.

하루 종일 의식적으로 호흡하는 것은 무리겠지만, 짬짬이 연습을 하다보면 자신도 모르는 사이에 습관이 될 것이다. 이전의 목조 주택에서는 틈이 많아 공기가 쉽게 교체되게 되어 있었으나 현대의 주택 특히 철근 콘크리트 건물에서는 공기의 교체가 어렵게 되어 있다. 이런 집내부의 나쁜 공기가 인체에 여러가지 악영향을 미치고 병을 만들어 낸다.

집안의 온도가 높으면 곰팡이가 발생하기 쉽고, 번식한 곰팡이는 벽이나 방구석에 퍼져 포자가 온 방안을 날아 다닌다. 이것을 모르고 마시면 호흡을 통해서 곰팡이가 폐속에 머물러 폐 전체에 염증이 퍼져서 과민성 폐렴을 일으키고 최악의 경우에는 목숨까지 잃게 된다. 게다가 곰팡이는 진드기의 번식까지 도와준다.

이 곰팡이의 대책에는 다음과 같은 점을 염두에 두는 것이 좋다.

* 방의 환기구를 모두 열고 가능한 공기의 순환에 신경을 쓴다.
* 이불장 속은 공기 통로를 만들기 위해서 이불을 이불장 뒷벽에서 10cm 정도 떨어뜨린다.
* 이불장 청소는 반드시 마른 걸레로 한다.
* 가구는 벽에 딱 붙이지 말고 조금 틈새를 만든다.
* 환기시킬 때는 창문을 모두 열고, 곰팡이 포자를 내보낸다.
* 세탁물을 말릴 때는 제습기를 사용한다.
* 피부에 쬐는 소량의 햇볕(1일 20~30분)은 비타민 D3 생성과 칼슘 및 기타 미네랄 흡수에 필수다.

또 어항이나 관엽식물도 습도를 높이는 원인이 되기 때문에 주의해야 한다. 방의 쾌적한 습도는 50%에서 60%이므로 습도계를 설치하여 습기에 신경을 써야한다. 환기가 좋지 않은 집의 문제는 진드기인데, 먼지 진드기는 집 먼지와 함께 알레르기 발생 요인의 제1위를 차지하고 있으며 특히 소화 천식의 원인이다. 매우 귀찮은 것으로서 죽여도 분비물 등에 의해서 아토피성 피부염을 일으킨다.

우선 통풍을 잘 하는 것이 매우 중요하지만 좋은 청소기도 효과적인 역할을 한다. 주택내에서 가장 많이 발견되는 곳이 거실의 융단이나 카펫이고, 다음에는 침실의 이부자리가 진드기의 소굴이다. 먹이로 하고 있는 것이 사람들의 때와 비듬, 곰팡이이므로 이를 퇴치하는데는 무엇보다도 청소와 환기가 가장 중요하다.

이불은 햇볕에 바싹 말리는 것이 좋다. 막대기로 먼지 털듯이 두드리는 것은 그다지 효과는 없으며, 그것만으로는 진드기가 죽지 않기 때문에 청소기로 빨아들이도록 한다.

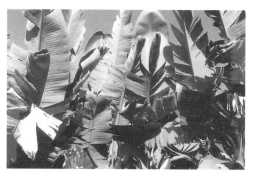

광엽식물의 일종 Masa Paradisiaca

마지막으로 실내 뿐만 아니라 마루 밑에도 신경을 써야 한다. 습기가 많은 집은 마루 밑의 환기에 문제가 있는 경우가 많기 때문이다. 이런 집은 흰개미가 꾀기 쉽고 모르는 사이에 기둥의 기초를 갉아 먹어버린다.

수풀 속의 상쾌한 공기는 대단히 좋은 작용을 한다. 상쾌한 기분을 주는 것은 식물에서 발산되는 〈피톤치드〉라고 하는 휘발성 물질 때문이다. 그 중에서도 상쾌하고 향기로운 냄새를 풍기는 것이 테레빈유라고 하는 물질이다.

수풀 속에서 향기를 내는 테레빈유를 몸에 충분히 흡수하면 우리 몸에 콜레스테롤 합성을 막아주고 살을 빼는데 도움을 준다. 즉 테레빈유 중에는 세균이나 곰팡이를 죽이거나 사람의 피부나 점막을 자극하거나 또는 뇌의 중추신경에 작용하여 그 기능을 활발하게 해주는 물질이 들어 있다. 이러한 유료

성분을 식물에서 추출하여 그것을 의약품으로 쓰고 있다.

또한 산림 속의 공기 중에 포함되어 있는 테레빈유는 뇌의 중추신경을 자극하여 잠에서 깨어나게 하거나 정신을 집중시키게 한다는 것이 이전부터 알려지고 있다. 그렇기 때문에 산림 속에 들어가면 기분이 상쾌해지는 것이다.

2. 자연식

오직 자연식이 최상의 식품이다. 가공한 2차 식품은 가급적 피해야 하며 우리 가정에서 정결하게 조제한 식품을 사용하는 것이 바람직하다.

생채, 생과, 중성식품을 선호해야 한다. 생채소는 불로장수, 만병의 예방과 치유, 미용과 회춘의 영약이라고 할 수 있는 것으로 세간에 범람하고 있는 각종 영양제나 보약도 생양배추, 당근, 무 등보다는 못하다.

채소의 종류는 무, 당근, 양배추, 무청, 배추, 파슬리, 샐러리, 시금치 등 먹기 쉬운 채소는 뭐든 좋다. 화학 첨가물이 첨가된 모든 식품은 결코 건강에 큰 도움이 되지 않는다. 채소 종류도 농약 같은 유해 물질이 들어 있으므로 조심해야 하지만, 특히 깡통이나 비닐, 플라스틱에 포장된 정제 식품들은 문제가 크다.

정제 식품들은 입맛을 내기 위해 첨가제를 넣는데, 이 첨가제들은 주로 화학물질로 구성되어 있기 때문에 인체에 해롭다. 이것들이 대사되지 않고 우리 몸에 축적되면 심각한 상황에 이르게 된다.

젊은 사람들은 독소를 배출하는 신장이나 간의 해독작용이 원활하기 때문에 오염물질이 체내에 들어와도 심각한 느낌을 받지 않는 경향이 있다. 그러나 그것은 느낌일 뿐 날마다 한 웅큼씩 인공 색소가 체내로 유입될 때 즉 배설 보다는 유입이 더 많을 때 머지않아 만성 성인병의 원인으로 작용하게 된다.

그러므로 신장과 간의 기능이 떨어지는 40대 이상의 성인들은 특히 화학 용해 물질의 체내 축적에 대해 신중히 생각해야 한다.

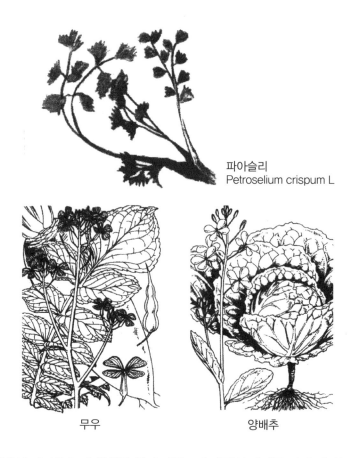

파아슬리
Petroselium crispum L

무우   양배추

겨울날 가벼운 눈이 천천히 쌓여 아름드리 나무의 가지를 찢어 버리는 것 처럼일상 생활 습관 속에서 소리없이 싸이는 독소들이 언젠가 건강에 치명적 인 타격을 입힐 수 있다는 것을 항상 염두에 두어야 한다.

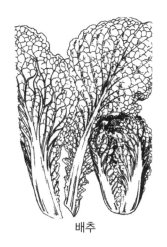

배추

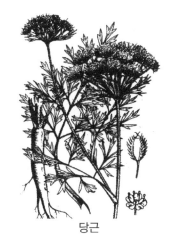

당근

인공 색소가 들어 있는 음식은 아예 피하는 것이 좋다. 유기 농법으로 생산한 싱싱한 재료를 사서 집에서 직접 만들어 먹는 음식이 가장 좋다.

즉 자연 식품이 가장 좋다는 것이다. 암 환자들은 건강한 사람보다 훨씬 더 많은 영양분이 필요하다. 그래서 기운이 떨어지면 고기를 먹어야 한다고 생각하는 사람들이 많은데, 암이나 난치병에 걸린 사람들은 당분간 채식이나 생식 위주로 하는 것이 가장 좋다. 고기는 암치료에 도움이 되지않는다.

고기를 먹는 것은 단백질 섭취를 목적으로 하는 것인데, 채식 중에서도 강낭콩이나 대두콩은 소고기보다 단백질을 3-6배가량 더 함유하고 있고, 칼로리도 3,4배 많다. 더구나 콩 종류는 항암효과도 있다.

옛부터 장수하려면 채식을 하라고 했다. 고기만 먹으면 머리가 나빠진다는 옛말 처럼, 실제로 육식 위주의 기숙사 생활 학생과 채식 위주의 기숙사 학생간의 중간 시험 결과는 판이하게 차이가 났다. 그만큼 야채나 과일을 먹고나면 정신이 상쾌해지는 것을 우리는 느낄 수 있는 것이다.

현대의학의 한계, 화학주사의 한계, 수술의 맹점, 숱한 현대의 문제를 스님들은 산사에서는 자연식을 통해 지혜를 얻고 있는 것이다. 깨끗한 천연수, 상쾌한 공기, 투명한 햇살 속에서 자연의 에너지를 자신의 몸속에 받아들여 자연 치유력으로 정기를 회복하는 것이다.

물론 현대인들에게 완전히 육식을 피하라는 말은 아니다. 약간의 육식은 필요하다고 하겠지만 육류 위주의 식단은 분명 건강을 해친다는 사실을 명심해야 할 것이다. 그러므로 흙에서 각종 영양분을 흡수하여 자라는 곡식 채소 과일이 인간의 1차적 식량이 되는 것은 당연한 일이다.

세계유수의 장수촌들은 생수(광천수)와 함께 채식 위주의 천연 식생활을 특징으로 하고 있다. 그 결과 이들은 몸과 마음의 건강을 다 같이 누리고 있다. 그러나 어느 곳에도 완전채식은 존재하지 않는다. 이들도 우유나 야쿠르트 등 약간의 육식을 가미하고 있다. 바른 식생활은 면역력 강화에 필수 요소이다. 음식은 인체의 생명 유지 활동에 필요한 에너지 공급원이다. 면역 기능 역시 에너지원이 있어야 그 역할을 다할 수 있다. 따라서 우리 몸이 필요로하는 6대 영양소, 즉 탄수화물, 단백질, 지방, 비타민, 미네랄, 섬유질을 고루먹는 것이 중요하다.

필수 영양소를 두루 섭취하기 위해서는 우리 땅에서 난 제철 자연식품을 골고루 먹는 것이 가장 좋다. 단, 음식물의 소화 과정에서 유해 독소가 많이 발생하는 육류나 지방류의 섭취는 줄인다. 잡곡류, 탄수화물을 지나치게 섭취하다 보면 비타민, 미네랄, 섬유질이 부족한 경우가 많으므로 채식 중심의 식사를 하는 것이 좋다.

환경 공해, 약품 공해, 식품 공해가 심각한 오늘날에는 안전한 식품을 고르는 지혜도 필요하다. 농약을 사용해 생산한 농산물, 대량 밀집 사육을 위해 항생제로 키운 육류나 양식 어류, 수입 식품, 유전자 조작 식품, 유전자 조작 식품을 원료로 만든 가공식품, 화학 조미료, 방부제와 유해 첨가물이 든 가공 식품 등은 피하고 안전하게 생산된 자연식품을 이용하자.

자연식품은 단순하게 조리해서 바로 먹는 것이 식품의 영양소와 생명력의 소실을 줄이는 길이다. 안전한 자연식품을 골고루 과식하지 않고 먹는 것이 건강한 식생활의 으뜸 수칙이다.

식이 요법을 현대의 사람들은 잘 수긍하지 않는다. 우리 모두 식품업체의 노예가 되고있다. 패스트 푸드, 정크 푸드, 가공 및 포장 식품을 버리고 자연

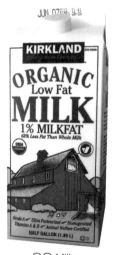

우유 Milk

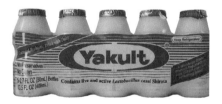

요구르트 Yakult

식품과 자연 요법은 효과는 느리지만 믿을만 하다. 화학 제약 대신 천연 약초 를 이용해 보자. 각종 과일이 들어가는 쉐이크를 마시자.

유기농 제품을 우선적으로 먹거리로 이용해 보자. 유기농 육류나 생선은

되도록 덜 익히고 가급적 항상 생것으로 먹는 방향으로 나가라. 약초와 함께 물에 살짝 데치거나 생유와 약초로 살짝 굽는다.

균형 잡힌 비정제 천일염을 사용하자. 정제하지 않은 바다 소금이야말로 건강 회복과 유지에 가장 소중한 요소다. 그러나 이런 소금을 찾는 것은 쉽지 않은 일이다. 선반에 많은 소금들이 있기는 하지만 대부분은 건강을 위협하는 정제 소금이다. 어떤 것들은 '천일염'이라고 적혀 있지만 대개 정제한 불균형 소금이라는 사실에 주의한다. 균형 잡힌 소금을 섭취하면 정제염을 섭취할 때 생길 수 있는 갈증, 탈수 또는 손과 발의 부기 같은 부작용을 겪지 않는다. 비정제 소금을 사용함으로써 정제 소금으로 겪는 부작용들을 전혀 겪지 않는다면 얼마나 좋은 일인가.

브랜틀리 박사의 이론에 의하면 다음과 같은 음식은 피하자고 했다.

1. 파스타 또는 피자
2. 정제하거나 정백한 곡류 빵
3. 머핀, 스콘, 데니시 패스트리를 포함한 밀가루 식품, 베이글, 도넛, 팝타르트, 시나몬 롤, 흰 토스트, 롤빵
4. 가공하거나 정제한 밀가루 크래커 또는 도리토스(Doritos), 골드피시(Goldfish), 트리스킷(Triscuits), 포테이토 칩, 프리토레이(Frito-Lays), 솔틴(Saltine), 휘트 틴스(Wheat Thins)를 포함한 모든 종류의 토르티야 칩
5. 쌀과자
6. 시판 시리얼
7. 식탁용 소금(table salt)
8. 토르티야(밀 또는 옥수수)
9. 설탕 또는 아스파탐(누트라스위트), 스플랜다(수크랄로스)같은 인공 감미료

10. 저온 살균 우유, 치즈, 크림 치즈, 사워크림, 코티지(cottage) 를 포함한 모든 종류의 저온 살균 유제품

11. 핫도그: 꿩, 돼지고기, 쇠고기, 훈제 쇠고기, 살라미 소시지, 페퍼로니, 콘비프(쇠고기 소금절이),를 포함한 질산, 아질산 처리된 음식점 고기, 훈제 고기는 위장 내벽에 좋지 않다.

12. 베이컨(캐나디언 베이컨도 포함)

13. 과일과 야채 통조림

14. 가공하거나 포장한 식품

15. 냉동식품과 가공 냉동 식품

16. 설탕, 사탕, 아이스크림, 쿠키, 파이, 케이크, 컵케이크

17. 타코 벨(Taco Bell), 아르 비스(Arby's), 맥도날드, 칼스 주니어, 버거킹, 인엔아웃버거, 여러 피자 음식점들을 포함한 패스트 푸드점, 중국 패스트푸드, 서브웨이, 케이에프씨(KFC), 파파이스, 그리고 다른 종류의 패스트 푸드

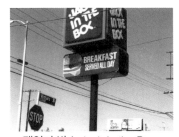

잭인더 박스 Jack in the Box

18. 감자튀김, 양퍼 링, 프라이드치킨 또는 치킨 윙, 호박튀김 스틱 등을 포함한 튀긴 음식

19. 가짜 버터 맛을 낸 팝콘

20. 설탕이 든 감미료, 소금 또는 방부제, 설탕이 잔뜩든 케첩과 마요네즈 포함

21. 방부제 첨가제, 수소화된 것이나 부분적으로 수소화된 기름(경화유). 모든 재료들을 알고 있다고 여길 때도 구입하기 전에 설명서를 읽어 본다. 발음하기 힘들거나 모르는 것이 적혀 있다면 구입하지 않는다.

22. 몰몬 교도들이 마시지 않는 카페인과 카페인이 든 차
23. 병 속에 들어 있거나 포장된 과일, 야채주스
24. 돼지기름, 쇼트닝, 가공 식물성 기름을 포함한 모든 종류의 마가린 또는 버터 대체제

3. 소식

항상 소량의 음식을 먹는다. 위장에 부담이 가는 포식은 소화 과정에서 열을 유발한다. 포식을 습관화한 사람은 소식이 어렵다. 그러나 바꾸는 것은 인내력으로 가능하다. 인간에게 질병을 일으키게 하는 최대의 원인은 과식에 있다. 고혈압, 심장병, 당뇨병, 신장병, 류머티즘, 신경통, 위궤양 등 성인병의 모두가 과식에 주원인이 있는 것이다. 이 과식을 막는 방법으로서 식사의 양을 줄이는 일과 식사의 횟수를 줄이는 일을 생각할 수 있다.

음식을 적게 먹고 오래 씹는 것도 중요하다. 과식은 소화기관에 부담을 주고 소화기관에 정체된 음식물이 부패하면서 몸의 각 기관에 악영향을 준다. 또한 소화 흡수율이 떨어져 혈액을 오염시키고 질병을 부추기는 활성산소를 대량 발생시킨다. 소식은 건강을 위해 반드시 지켜야 하는 식습관이다.

음식물을 오래 씹어 천천히 먹으면 과식을 막을 수 있고 침속에 들어 있는 유익한 효소의 작용으로 발암물질이나 병원균을 무력화 한다. 한편 물과 성질이 약한 차를 많이 마시고 항산화제 계통의 영양제를 많이 섭취하면 혈액을 맑게 하는데 큰 도움이 된다.

붉은 클로버, 민들레, 우엉, 에키나시아 등도 혈액 정화에 큰 역할을 한다. 음식 외에 유산소 운동, 마사지, 목욕 등도 강력히 추천하고 싶다.

4. 자연수

　지구상에 존재하는 물의 97%가 바다에 있고 나머지 3% 정도도 남.북극 지방의 얼음이기 때문네 사람이 이용하는 물은 고작 0.1% 정도에 불과하다.

　그것조차 땅속 수맥에 묻혀 있기 때문에 인구의 팽창과 공업 용수, 농수로 사용되는 물까지 고려하면 우리가 실제로 사용하는 물은 지극히 일부분이다. 더구나 그 작은 양의 물마저도 산업의 발달로 오염되어 오늘날에는 물이 생물을 탄생, 유지시키는 것이 아니라 오히려 생명을 빼앗는 위험한 물질로까지 변하고 있다. 세계적으로 병원균 투성이의 불결한 물로 사망하는 사람이 하루 3만 명에 달한다는 소식이 그것을 증명하고 있다. 이에 맞춰 유엔은 "21세기에는 세계 인구의 5분의 1이 식수난을 겪게 될 것이며 절반 이상이 제대로 위생 처리되지 않은 물을 마시게 될 것이다."라고 경고했다.

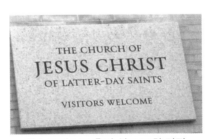

예수 그리스도 후기 성도 교회 간판

　'세계 물의 날'은 과학의 발달과 함께 오염되어가는 세계 수자원을 보호해야 한다는 세계인의 인식 아래서 탄생했다. 우리나라는 이미 유엔에서 '물 부족 국가'라는 불명예 훈장을 받았다.

　물은 식수를 시작으로 커피, 차, 음식 조리 등에 이르기까지 광범위하게 사용되는 우주적인 만병통치약이다. 잘 아는대로 우리 몸의 3분의 2가 수분으로 구성되어 있고 물은 실제로 우리 몸의 모든 부분, 세포 구석구석에 존재해서 생명 유지에 필수적인 역할을 한다. 그러므로 좋은 공기와 함께 좋은 물은 우리의 건강에 절대적 요건이다. 그러나 오늘날 인구의 증가와 산업화, 도시화, 생활 하수, 산업 폐기물, 공장 폐수, 축산업, 농업, 농경지에 살포되는 농약 등 수많은 이유로 수질이 급속히 오염되고 있다. 산업 폐기물에 의한 지하수의 오염은 그 도를 넘어 화학 용해 물질, 중금속 등과 같은 독성 물질을 함유하고 있는 실정이다.

이것은 국민의 건강이 생활환경 때문에 심각한 위협을 받을 수 있다는 말이다. 정부의 노력이 어느 때보다 절실한 상황이기도 하지만 무엇보다 물에 대한 우리 각자의 인식과 지혜가 필요한 시점이다.

음료는 자연수를 마시자. 비록 수돗물이라도 끓여서 마시는 것이 좋다. 우리 몸을 병들게 하는 요인 중 매우 비중이 높은 것은 인공음료이다. 오염되지 않은 자연수를 자주 마시는 것도 신진대사를 원활히 하고 노폐물 배출을 촉진해 면역력 강화에 도움을 준다. 성인의 경우 하루에 2리터 이상의 물을 식사 전 후 시간을 피해 조금씩 천천히 마시는 것이 좋다.

체내의 수분은 다음 세 가지 방법에 의해서 몸 밖으로 배출되고 있다.

첫째는 폐에서 호흡 속에 섞여 수증기가 되어 배출된다. 약 600g.

둘째는 피부에 분포되어 있는 250~300만개의 땀샘에서 땀으로 발산된다. 약 500g.

셋째는 오줌으로 약 1300g, 배변 속에 약 100g, 즉 어른은 매일 약 2500g(2.5L)의 수분이 배설되고 있다.

따라서 인간은 매일 2.5L의 수분을 섭취할 필요가 있다. 아니면 세포의 신진대사 작용이 완전하게 이루어지지 않는다. 음식물 속에는 수분이 약 500g은 들어 있으므로 매일 약 2L의 생수를 마실 필요가 있다. 생수 2L를 마시지 않는 사람은 세포의 신진대사가 방해를 받아 자연히 노쇠해 버린다.

인간은 단식을 하면서 영양을 조금도 섭취하지 않아도 생수만 마시고 있으면 1개월이나 2개월도 살 수 있지만 생수를 완전히 끊어 버리면 닷새도 살 수가 없다. 전문가들의 말에 의하면 물이 우리를 위해서 하는 일들은 대략 아래와 같다.

1) 각 세포의 신진대사를 도와 준다. 특히 몸의 효소활동을 도와 준다.

2) 각 기관의 기능을 도와주고 생체내의 화학반응을 도와준다.

3) 영양소의 흡수, 운반 및 노폐물의 배설을 도와 준다. 변비가 있는 사람은 아침 일찍 일어나서 1,2컵의 찬물을 마시는 것이 좋으니 그렇게 하면 2,3일 안으로 효력이 날 것이다.

4) 식욕을 더해 준다. 우선 침과 위, 장의 소화액들이 주로 물로 되어 있으므로 그것들이 음식물의 소화를 도와줄 것이라는 사실은 당연하다.

5) 피부를 윤택하게 해주고 탄력이 있게해 준다. 피부에 수분이 많이 오면 피부와 그 아래에 있는 기관들이 더 튼튼해져서 거기에 들어오는 세균들과 싸워 이길 수 있는 힘을 더 많이 얻게 될 것이다.

6) 마음의 평온을 가져다 준다. 뇌세포에 충분한 물이 들어오면 뇌의 기능이 좋아지므로 모든 것을 냉정하게 생각할 수 있도록해줄 것이다.

7) 체액이 산성으로 기울지 않고 알카리성을 유지하도록 하므로써 몸의 신진대사가 잘 되도록 해준다.

8) 몸의 체온 조절을 도와 준다. 여름철 더울 때에 피부를 통해 땀이 밖으로 나가도록 하므로써 열을 내려주는 일은 누구나가 다 잘 아는 일이다.

9) 몸의 피와 내장을 깨끗하게 해준다. 또한 장, 간 또는 소화기관내 독성을 씻어
낸다. 오염의 해결방안은 희석이다.

10) 각 관절에서 윤활유 역할을 하여 뼈마디 움직임을 원활하게 해 준다.

물이 우리의 몸을 위해서 이같이 중요한 일들을 많이 해주기 때문에 물을
많이 마셔야 한다. 좋은 물을 올바로 마시면 환자들의 다양한 증세가 사라진
다. 세포의 탈수는 세포 밖으로 산소를 몰아내고 에너지를 생산하는 세포의
능력을 봉쇄하며 세포의 DNA를 손상시키고 세포의 산성도를 촉진해 급기
야 세포를 죽음으로 내몬다. 오랫동안 심한 탈수가 진행된 세포들은 심각한
질병을 유발할 수 있다. 즉 만성적인 탈수는 과도한 긴장, 궤양, 두통, 소화불
량, 대장염, 맹장염, 탈장, 신경 관절통, 협심증, 스트레스, 우울증, 고혈압,
과체중, 천식, 알레르기, 불면증, 피로 등이 나타난다.

말할 것도 없이 우리 세포의 건강은 우리의 몸에 얼마나 많은 물이 실제로
세포속으로 들어오느냐에 달려 있다. 아이 시절에 우리의 몸은 다량의 구조
화된 물(육각수)을 함유하고 있었다. 그러나 우리가 늙어가면서 우리 몸을 순
환하는 비구조화된 물의 수치가 늘어나고 신진대사 기능이 줄어들고 우리 조
직 내에 구조적 변화가 일어나는 것이다. 즉 "우리의 생명은 태아일 때 99%
가 물로 시작한다. 우리가 태어날 때는 90%가 물이며 성인이 되면서 70%에
도달한다.

고령으로 사망할 경우 물의 수치는 50% 정도가 될 것이다. 다시 말해서 전
생애를 통해서 우리는 대부분 물로 존재한다.

물은 상온의 물을 마신다. 끓인 물보다는 생수가 좋다. 물에 레몬을 넣어
마시면 더욱 좋다. 식사 중에는 가급적 물을 마시지 말고 식사 한 시간 후에

20~30분 간격으로 물을 조금씩 마신다. "우리가 마시는 물은 세포 내 수분량의 균형을 맞춰주며 섭취한 소금은 세포 외부의 수분량과 순환 중인 수분량의 균형을 유지해준다."

5. 즐겁고 긍정적인 마음

욕심을 버리고 마음을 비우며 명상을 통하여 스스로를 깨끗하게 하고 생활속 일체를 정결케 하는 것은 환경을 지배하는 아름다운 동작이다. 늘 즐겁고 긍정적인 사고방식을 갖자. 우리의 기분을 긍정적이고 활기차게 유지하는 것은 우리 각자에게 달려 있다.

건강이란 몸과 마음의 조화와 적응 능력이 외부 조건들과 다양한 방법으로 균형을 유지하는데서 온다. 동양의학은 질병의 원인을 외인과 내인으로 나누었다. 외인은 추위와 더위, 습함과 건조함, 그리고 바람을 말하며 체질과 생활습관 그리고 섭생 등을 꼽고 있다. 내인으로는 분노, 기쁨, 심려, 슬픔(비통), 공포, 놀람 등의 마음 상태를 이야기하고 있다.

현대의학도 스트레스를 질병의 중요한 원인으로 이해하고 많은 질환에 신경성 ○○○라는 접두어를 보편적으로 사용하고 있다. 오래 전부터 대부분의 사람들은 마음이 우리를 병들게 할 수도 있고 또 치료도 할 수 있다는 것을 본능적으로 알고 있고 경험도 해 오고 있다. 그러나 이제 현대의학과 이와 관련된 첨단 과학은 인간의 몸과 마음이 하나인 것을 발견하였고 마음과 몸이 분리되어 있다고 배운 것에 대해 반증하기 시작하였다.

1980년경 태동한 정신 신경 면역학(Psyconeuroimmunology/PNI)은 이

분야에 한걸음 더 다가가서 육체와 마음의 뿌리가 자연에 있다고 전제하고 그 연결고리를 과학적으로 규명하는데 투자를 아끼지 않고 있다.

a. 몸과 마음의 상관관계

인간은 정신과 육체로 되어 있으며 정신과 육체는 불가분의 관계에 있다. 정신이 육체에 영향을 주고 육체는 또 정신에 영향을 끼친다. 현대의학의 커다란 오류는 정신과 육체를 완전히 분리해 버린데 있다.

최근 심신의학(心身醫學), 정신육체의학(精神肉體醫學)이라는 말이 쓰이게 되면서 정신과 육체와의 상호관계가 주목을 받게 되었다. 정신분석에 의하면 우리는 오감과 의식을 가지고 있다. 오감이라는 것은 시각, 청각, 후각, 미각, 촉각이며 여기에 의식(현재의식)을 보태어 육감(또는 육식)이라고 한다. 이것은 동물성 신경 즉 뇌척수신경의 지배를 받는다. 이것은 의지로써 제어되는 신경이다. 인간에게는 이 동물성 신경 이외에 우리의 생리 활동을 지배하는 식물성 신경, 즉 자율신경이 있다.

식물성 신경은 심장의 고동, 혈액, 임파액의 순환, 소화 흡수, 배설 및 각종 선에서의 분비, 호르몬과 효소의 작동 등을 모두 지배한다. 이 식물성 신경은 교감신경과 부교감신경으로 이루어지고 있으며 서로 상반되는 작용을 한다. 교감신경이 긴장하면 반대로 부교감신경이 이완되는 작용을 한다.

각 기관은 교감신경과 부교감신경이라는 대립하는 작용을 갖는 두 신경에 의해서 이중의 지배를 받고 있다. 예를 들어 심장의 고동에서 교감신경이 흥분하면 고동은 빨라지고 거꾸로 부교감신경(미주신경)이 흥분하면 느려진다. 이 양자가 100% 가동 될 때에 너무 빠르지도 않고 너무 느리지도 않은 1

분에 72회라는 정상적인 고동을 유지할 수가 있다.

우리의 의지에 의해서 마음대로 안 되는 식물성 신경(자율신경)을 자유롭게 가동시키기 위해 척추의 운동(좌우로 흔든다)을 하면 교감신경이 긴장하고 복부의 운동을 하면 부교감신경(미주신경)이 긴장한다. 이 사실은 홍채학에서 말하는 눈 동공의 수축 확대를 보아도 알 수가 있다. 즉 척추운동을 하면 점점 커지고 복부의 운동을 하면 점점 작아진다. 배복운동을 동시에 하면 동공은 커지지도 작아지지도 않고 꼭 알맞은 크기가 된다. 이것은 교감신경과 부교감신경이 모두 100%씩 가동되어 서로 대립하고 있을 때이며 이때 체액은 중성(약알카리성=pH 7.4), 중화(中和)의 상태에 있다.

공포, 분노, 슬픔, 불행 등의 격정은 교감신경과 부교감신경의 균형을 깨뜨리고 체액은 산성화 되어 위장을 비롯하여 내장의 활동이 조화를 잃고 질병에 걸린다. 마음이 편하고 안정된 심정이 될 때에는 교감신경과 부교감신경이 서로 대립하여 내장기능도 완전히 가동된다. 그러므로 항상 편안한 마음을 갖는 것이 건강에 있어서도 가장 중요한 일이다. 항상 사물을 낙천적으로 바라보는 사람과 비관적으로 바라보는 사람은 건강상태도 저절로 달라진다.

b. 즐거운 마음

마음이 즐거우면 입맛이 좋아져서 아무 음식이나 맛있게 먹고 소화도 잘된다. 반대로 슬픔에 잠겨 있으면 식욕이 떨어지고 음식을 먹을 때 걱정스러운 일이 있거나 기분 나쁜 소리를 들으면 소화가 안 되고 쉽게 체한다. 그래서 한국 속담에 "밥 먹을 때는 개도 안 건드린다."는 말이 있다.

위장은 기분의 영향을 많이 받는 장기이다. 식사할 때 기분이 나쁘거나 신경 쓸일이 있어서 머리가 지나치게 활동하면 소화가 잘되지 않는다.

사람은 머리가 활동하면 몸은 정지하고 몸이 활동하면 머리가 정지하게 되어 있다. 즉 기분이 나빠서 머릿속에 생각이 많으면 위장이 움직이지 않아 소화불량이 생기는 것이다. 흔히 여성들이 잘 걸리는 신경성 위염이나 신경성 소화불량이라는 것도 음식을 먹을 때는 머리를 안정시켜야 하는데 그렇지 못하기 때문에 생기는 증상이다. 한의학에 "음악을 들으면서 식사를 하라."는 말이 있다.

음악을 들으면서 기분 좋게 식사를 하면 생각이 적어지므로 저절로 위장운동이 잘되는 것이다. 고급 레스토랑에서 마음을 편안하게 하는 음악을 틀어주는 것도 같은 이유에서다. 소화를 돕고 식욕을 촉진시키기 위해서이다. 만약 레스토랑을 운영해서 성공하고 싶다면 라디오 방송은 틀지 말라. 마음을 편안하게 해주는 음악을 틀어라. 특히 관현악기로 연주하는 음악이 배경으로 잔잔하게 깔리면 더욱 좋다.

건강은 결국 마음과 가슴 속에 들어 있는 감정과 관련이 있다. 즐거움이나 용서의 마음이 모자라면 체내에 산성화 상태를 유발해 세포에서 산소들이 빠져나가면서 신체의 에너지가 정체된다. 절대 화난 채 또는 속상한 채 잠자리에 들지 말아야 한다.

c.긍정적인 마음

마음이 병들어 있으면 몸의 병을 부르게 된다. 분노, 좌절 등의 부정적인 마음이 만들어 내는 병적인 에너지가 면역력을 무력화시킨다. 지나치게 화를 내는 등 감정의 변화가 극심할 때는 인체의 혈액, 침, 숨 등이 화학 작용으로 변하게 된다. 혈액은 산성화되고 침에는 유해독소가 형성된다. 화를 낼 때 내쉬는 숨을 농축시킨 액을 실험용 쥐에게 주사하자 즉사할 만큼 해로운 독소가 다량 함유되어 있다는 연구 결과도 있다. 또한 사람이 한 시간동안 계속 화를 내고 있으면 80명을 죽일 만큼의 독이 생성된다는 보고도 있다.

부정적인 마음을 밀어내고 긍정적인 마음을 갖는 것이야말로 면역력 강화의 으뜸 조건이다. 긍정적인 마음을 갖기 위해서는 우선 자신을 믿고 긍정적인 이미지를 심는 것이 중요하다. 자신을 위로하고 격려하면서 '모든 일이 잘 될 것'이라는 긍정적인 메세지를 계속 불어넣으면 무의식적으로 영향을 받게 된다. 긍정적인 생활을 이미지화 해서 병을 물리치는 이미지 요법은 난치병 치료에 쓰일 만큼 그 효과가 입증되고 있다.

자주 웃는 것도 긍정적인 마음을 갖는다. 뇌 운동 가운데 가장 좋은 운동으로 꼽히는 웃음은 스트레스 호르몬을 줄이고 심혈관 기능을 강화해 난치병 치료에 효과가 있다는 사실이 입증되면서 웃음요법이 임상에서 쓰이고 있기도 하다. 평소 의식적으로 자주 웃는 연습을 해보자. '행복해서 웃기보다는 웃다 보면 행복해지는 것이 삶'이라는 것을 깨닫게 될 것이다. 즐겁고 감사하는 마음으로 가족과 친지들에게 사랑하는 마음을 전하자. 그리고 긍정적인 생각을 가진 사람들과 자주 어울리고 지나친 집착과 욕심을 버리면 마음이 건강해지고 더불어 면역 기능도 강화될 것이다.

일본 웃음학회 부회장이자 〈건강과 자연수학 연구소〉 소장인 노보리 미키오는 암 원인의 절반을 마음에서 찾고 있다. 그에 의하면 암은 우리 스스로가 만든 병이고 무리가 쌓여 만든 지나침이라고 한다. 또한 그는 암의 원인에 대해 첫째는 마음가짐이라고 했다. 비율로 보면 생활습관이 2할, 먹거리가 3할 그리고 마음가짐이 5할이라는 것이다.

6. 순결과 정욕 억제

　정욕을 억제하고 순결을 으뜸으로 노력한다. 스스로의 건강관리에 판단의 진취성을 이루고 신의를 저버리지 않는 행위는 신의 축복이 온다는 것을 새겨 실천하는 것이다. 성은 삭막한 인생에 꽃을 피우고 일상생활을 빨간 장미처럼 행복하고 희망이 가득차게 유도한다. 그럼에도 불구하고 이제까지 성문제에 관해서 불순한 것 혹은 수치스러운 것으로 생각하여 무조건 금제하여 왔다.　이 결과 가정에서 바른 성교육을 받은 청소년은 4분의 1도 안 될 정도이다. 성교육의 부재는 성에 대한 왜곡된 견해를 갖게하고 성을 올바르지 못한 수단으로 사용하는 결과를 초래한다. 인간은 남녀를 막론하고 성행위에 지나칠 정도로 욕심을 부리게 되어 있다. 왜냐하면 성행위 자체가 참기 힘들 정도의 쾌감을 주기 때문이다. 인간의 성행위에 참기 힘들 정도의 쾌감을 부여한 것은 종족의 맥을 잇기 위해서다.

　만약 성행위가 고통스럽고 힘든 일이라면 인간은 성행위를 기피하게 되고 결과적으로는 종족을 보존하지 못해 인류의 맥은 이미 끊어졌을 것이다. 그런데 색욕이 지나치면 건강을 잃어 생존에 위협을 받게 된다. 사람은 자신의 욕망을 무한히 추구하고 싶어하지만 시간, 공간, 장소, 방위의 여건이 이를 허락하지 않는다. 즉 자연의 법칙에 맞게 성생활을 하지 않으면 병에 걸려 천수를 누리지 못하게 된다. 정욕 억제가 필요하다.

　남성은 몸에 있는 혈액이 고환에서 정액으로 바뀌어서 나오는데 사정을 하면 몸에 있는 피를 뽑는 것이 된다. 그래서 남성은 성행위를 지나치게 하면 수명이 줄어들고 성행위에 절도를 지키면 수명을 연장할 수 있다. 비유하자면 성행위를 통해 소비되는 정액은 촛불의 초와 같은데 초가 다 되면 촛불이 꺼지듯이 인체에서도 정액이 다 되면 생명의 불이 꺼지는 것이다.

정액을 아끼면 초가 늦게 타들어가는 것과 같으니 생명이 연장되는 것이다. 옛날에 거세를 했던 남성의 수명은 평균적으로 13년 이상 길었다고 한다. 이러한 사실만 보더라도 성행위를 적게 하는 것이 오래 사는 비법임을 알 수 있다. 성행위를 지나치게 참아서 정액을 너무 쌓아두는 것도 건강에 이롭지 않다. 이것은 고인 물이 썩는 것과 같은 이치이다. 정액도 너무 오랫동안 사용하지 않으면 패정이 되어서 병을 일으킨다.

건강한 남녀라면 누구를 막론하고 성욕이 있다. 이것은 자연의 맥을 잇기 위해서 자연이 인간에게 부여한 것이다. 다만 성행위를 해야 할 때 하고 하지 말아야 할 때 안 하는데 이것이 바로 자연의 법칙에 맞는 절도 있는 성생활이다. 순결도 자연의 법칙에 따르는 좋은 행위이다.

7. 근면과 운동

결코 게으르지 말자. 스스로를 규범 속에 속박시키고 사회생활에 모범이 되는 행위는 나태를 벗어나는 길임을 명심해야 한다.

늘 움직이는 유익한 운동에서 사역하는 길을 찾는다. 운동을 하면 순환을 촉진해 산소가 들어온다. 그러면 산소가 원활히 공급되는 몸에서는 살 수 없는 암, 바이러스, 박테리아, 곰팡이, 그리고 잠재적 파괴자를 없앨 수 있다. 따라서 운동은 매우 중요하다. 양서를 읽고 무언가 새로운 것을 배우는 정신 운동 역시 전체적인 건강에 매우 중요하다. 늘 산소를 갈구하고 있는 우리의 몸을 위해 아침에 잠에서 깬 후 30분 정도 집 주변을 거닐어 보자.

노력이 적으면 얻는 것이 적다. 인간의 재산은 그의 노력에 달려 있다. Homeless들이 일하지 않고 빈둥거리기 때문에 배 고프고 배가 고프니 영양실조로 죽음의 길이 가까워지는 것이다.

신도 힘써 일하는 사람에게 그의 노고에 대한 소산인 영광을 돌려 준다고 했다. 노력하지 않은 사람은 거처가 있을리 없고 거처가 없으니 위생관리도 엉망일 수 밖에 없다. 성경도 구하라, 그러면 찾을 것이요, 문을 두드리라 그러면 열릴 것이니 라고 했다. 게으르지 말고 근면해야 생을 더 연장할 수 있다. 만졸리의 말이다. "로마는 하루 아침에 이루어지지 않았다."고 했다.

모든 것이 단숨에 성취되는 것이 아니다. 건강관리도 부지런히 자연의 순리에 따라야 면역력이 강화되는 것이다. 사람들이 큰 재주를 가졌다면 근면은 당신들의 재주를 더 키워 줄 것이며 보통 능력 밖에 없다면 근면은 너희들의 부족함을 보충해 줄 것이다.

국제적인 올림픽 선수가 노력 없이 되는 것은 아니다. 피나는 노력의 산물이다. 세상의 일이 부지런하면 다스려지고 부지런하지 못하면 버려지는 것은 필연의 이치이다. 부지런한 체력 연마 즉 운동에 건강이 따른다.

[동창이 밝았느냐 노고지리 우지진다. 소치는 아이놈이 상기 아니 일었느냐. 재너머 사래 진 밭을 언제 갈려 하나니.]

남구만의 청구영원에 있는 시조다.

일찍자고 일찍 일어나서 부지런히 일하는 사람이어야 부가 따르며 성공한다. 또한 건강도 유지될 수 있다.

태만은 가난의 어머니요 악마의 베개다. 또한 모든 악의 원천이요 근본이다. 태만은 온갖 불행의 근원이요, 살아 있는 사람의 무덤이다. 일도 않하고 운동도 모르는 태만한 자에게 건강이 따를 수 없고 기다리는 것은 무덤 뿐이다. 게으름 피우지 말고 나태하지 말며 일을 미루지 말라.

오늘 할 수 있는 일을 결코 내일로 미루지 말라. 하던 운동을 지속적으로 해야지 내일부터 하겠다는 자세나 오늘만 쉬겠다는 태도도 건강유지에 도움이 되지 못하리라 본다.

8. 숙면과 휴식

잘자고 잘 쉬는 일은 반드시 지켜야 한다. 잘자는 것은 영적인 축복을 얻고 쉬는 것은 생활 속에서 진취적인 판단을 밝게하는 중요한 충전이다.

a. 숙면

면역 기능을 강화하기 위해서는 충분히 잠을 자야 한다. 잠자는 동안 우리의 몸은 유해물질을 해독하고, 세포를 재생하며, 성장 호르몬을 분비한다.

생명 활동에 꼭 필요한 야간의 인체대사는 충분히 수면을 취할 때 원할하게 이루어 진다. 수면시간이 충분하지 않거나, 숙면을 취하지 못하거나, 야근이 잦거나, 밤에 일하는 직업을 가진 사람들은 면역력이 저하된다.

실제로 야근을 한 후 면역계의 중심인 백혈구 수치를 측정한 결과, 현저하게 저하되었다는 보고도 있다. 면역 기능을 강화하기 위해서는 충분한 수면시간이 필요하다. 적정 수면시간은 사람에 따라 차이가 있는데, 하루 8시간 전후가 적당하다고 알려져 있다. 적정 수면시간을 정해 충분히 잠을 자고, 규칙적인 시간에 잠자리에 들도록 하자. 우리의 뇌는 규칙적인 것을 좋아하기 때문에 수면시간을 일정하게 정해 놓는 것이 숙면을 취하는데 도움이 된다.

숙면을 취하기 위해서는 주변의 환경도 중요하다. 먼저 침실을 잘 환기시킨다. 바닥은 좀 딱딱한 편이 좋다. 등을 대고 누우면 척추를 반듯하게 받쳐주면서 균형을 잡아 준다. 너무 푹신한 침대나 두꺼운 요를 사용하면 척추가 묻혀 내려 앉기 때문에 부담을 줄 수 있다. 낮에 적당한 운동을 하고 저녁 식사는 간단히 먹는다. 명상 등으로 몸의 긴장을 풀어 주면 숙면을 취하는데 도움이 된다.

b. 적절한 휴식

현대인의 면역력 저하를 부추기는 요인 가운데 하나가 심신의 과로이다.

몸과 마음을 지나치게 혹사시키면 면역력이 떨어질 수 밖에 없다. 쉬지 않고 무리하게 일을 계속하다 보면 몸의 균형이 깨지고 면역력이 저하된다. 열심히 일을 해서 몸과 마음에 피로가 쌓이면 휴식을 취해야 한다. 다소 무리하게 일을 하더라도 적절히 휴식을 취하면 심신의 면역력은 회복된다.

적당히 쉬면서 일한 사람이 쉬지 않고 일한 사람보다 더 큰 성과를 낸다는 휴식의 기술, 즉 '휴(休)테크'가 현대 사회에서 강조되고 있는 것도 일 중독자나 무리하게 일을 하는 사람들이 많기 때문일 것이다.

휴테크가 단지 일의 능률에 그치는 것이 아니라 우리의 건강에도 큰 영향을 준다는 점을 염두에 두자. 지나친 정신 활동 역시 피로를 낳고 몸의 긴장을 지속시켜 순환 활동과 면역력 저하를 부른다. 우리는 해가 지면 자고 해가 뜨면 일어나며 그 사이에 건강한 음식을 먹도록 되어 있다. 아무리 힘들어도 우리의 신체가 그렇게 만들어졌기 때문에 그러한 리듬을 깨면 면역 시스템이 어려움을 겪게된다. 해가 지면 신체의 움직임을 줄이고 휴식을 취해 몸을 회복해야 한다.

저녁 늦게 식사를 하면 신체는 자체 에너지를 이용해 소화시키는데 이는 휴식과 회복 주기에 신체를 혹사하는 꼴이다. 모든 에너지를 활기를 되찾는 데 사용해야하며 소화시키는데 사용해서는 안된다. 달빛은 호르몬 생산과 내분비선 통제에 중요한 뇌하수체에 영향을 미친다. 지칠 때까지 내분비선들을 무리하게 작동시켜 스트레스를 주면 코르티솔(스트레스 호르몬) 수치가 높아져 신체를 산성화하고 산소를 몰아내 결국 질병을 초래한다.

우리 몸의 긴장과 이완의 리듬이 깨지면 면역력에 문제가 생긴다. 긴장을 풀어주는 명상 등을 통해 심신을 이완시키는 시간을 갖도록 하자. 우리 몸은 뇌를 통해 현재 몸이 진정 원하는 바를 전달한다. 이를테면 잠이 오거나 일의 능률이 현저히 떨어지는 것은 몸이 쉬어야 한다는 신호를 보내는 것이다. 이 때 무리하게 일을 하거나 밀려오는 잠과 싸운다면 면역기능은 저하된다.

일상에서 쌓인 심신의 피로를 풀고 면역 기능이 제 기능을 할 수 있도록 적절한 휴식과 놀이는 반드시 필요하다. 우리 모두 놀이를 통해 자연스런 엔도르핀을 배출하면서 한껏 기분을 내야 한다. 그러면 신체, 정신, 영혼에 매우 유익하다.

9. 평범한 의복

소박하게 입고 부드럽게 산다. 소박하게 입는 것은 생각을 올바르게 발전시키지만 화사한 차림은 생각을 어지럽게 하여 판단력을 흐리는 요인이 된다.

자연계에 의복을 입은 동물은 인간 외에는 없다. 의복 때문에 혹독한 기온에 살아 남았으리라 본다. 의복으로 극단적인 더위와 추위를 견디는 공헌은 했으나 인간이 원래 갖추고 있는 조절 작용이 약화되었다. 또한 화려한 옷을 입으면 그 활동이 약화됨은 주지의 사실이다. 옷을 두껍게 입으면 피부 호흡이 지장을 받는다. 피부 호흡이 나빠지면 체내 유독가스가 체내에 축적이 되어 그것이 만병의 원인이 된다.

체내에 일산화탄소가 증가되면 암, 위궤양, 천식이 되기 쉽다. 피부 호흡을 활발하게 하기 위해서는 옷을 얇게 입거나 나체요법이 환영 받을만 하다. 땀에 젖은 옷을 계속 입으면 옷에 배여 있는 노폐물이 다시 피부에 흡수될 수 있다. 장기간 병상에 누워있는 환자가 옷을 갈아입지 않는다든가 목욕을 하지 않으면 냄새가 코를 찌를 수 있다. 이런 의미에서도 나체요법이 탁월한 효과를 나타낸다.

의복이나 냉난방이라는 것은 극단적인 추위나 더위에서 몸을 지키려는 것이 그 역활이지 평상시에는 인간만이 아니라 모든 동물이 원래 갖추고 있는 조절작용으로 외부의 변화에 대응해야만 되는 것이다. 피부에는 이 체온조절작용 외에 호흡작용이나 흡수작용 등, 우리의 몸을 건강하게 유지함에 있어 중요한 소임이 있는데, 사회적 문화생활을 영위해 가는 사이에 어느새 이 중요한 소임을 충분히 해낼 수 없게 되어버린 것이다.

냉방병 같은 것은 그 전형이라고 할 수 있다. 지나치게 쾌적함을 찾다가 오히려 병에 걸린 것이다. 우리들의 피부는 단지 몸을 싸고 있을 뿐만이 아니라 몸의 여러가지 생리작용을 담당하는 중요한 역할을 한다. 덥거나 춥다고 두툼한 옷을 입거나 냉방을 지나치게 했을 때 그 활동이 약화된다.

피부의 세가지활동

*호흡작용

피부의 호흡작용을 정상으로 되돌리는 나체요법을 중증의 환자에게 시키면 호흡이 편해지며 피부의 색이 살아나고 윤기가 돌게 된다. 이것은 피부호흡 때문이다. 옷을 늘 얇게 입고 외부 공기와 접촉하는 것은 피부호흡을 활발하게 하기 위해서 이다. 말하자면 피부호흡은 폐의 역할을 돕는 것이다.

피부호흡이 나빠지면 체내에 유독가스, 즉 일산화탄소가 고이는데 이것이 만병의 원인이며 특히 암의 원인이 된다. 그러니까 피부호흡을 활발히 하여 체내의 일산화탄소를 빼내는 일이 암의 예방법이며 치료법의 기본이다. 체내에 일산화탄소가 붙어나면 암 뿐만이 아니라 천식이라든가 위궤양이 되기도 쉽다.

피부호흡을 활발하게 해주기 위해서는 옷을 얇게 입는 것이 중요하며 특히 나체요법이라는 방법도 있다.

*체온조절작용

운동이나 일을 해서 갑자기 체온이 올라가면 피부에서 땀을 분비하여 체온을 조절한다. 땀을 흘리는 것은 체온조절에는 분명히 도움이 되지만 땀을 흘림으로 써 잃은 수분, 염분, 비타민 C 세가지를 보급하지 않으면 마침내 그것이 질병의 원인이 된다. 각기 소화불량, 피하출혈, 여름을 타는 경우 등이 바로 그것이며 또 가을에는 감기에 쉽게 걸리는 것도 땀을 흘린 후의 조치를 잊었기 때문이다.

또 추위가 몸속으로 파고들면 우리는 저절로 몸을 웅크려서 체표면적을 작게 한다든지 또는 몸을 떨어서 체내에서 발생시키는 운동을 무의식적으로 하게 된다.

이렇게 피부에는 체온조절작용이 존재하고 있다.

＊흡수작용

피부는 수분, 염분, 공기 중의 산소, 질소와 그 밖에 화장품, 약제 등도 흡수 한다. 피부가 흡수작용을 가지고 있다는 것은 참으로 바람직한 생리작용이지만 이것이 거꾸로 나쁜 결과를 가져오는 경우도 있다. 땀과 때 따위로 더럽혀진 속옷을 세탁하지 않고 그대로 오래 입고 있으면 땀이나 지방의 노폐물 독소가 피부에서 다시 흡수된다는 점이다.

10. 웃음

a. 웃음의 치유력

웃음은 현대인들의 가장 무서운 질병의 원인이 되는 스트레스에 대한 최고의 해소책이 되고 스트레스 자체의 발생을 미리 막아주는 예방 주사이다.

웃음은 체내에서 면역계를 강화시켜 세균의 침입이나 확산을 막아주며 엔도르핀이라는 강력한 천연적 진통제를 분비시켜 육체의 고통을 경감시켜 준다. 1996년 2월 7일자 뉴욕 타임즈에는 "웃음은 여러가지로 유익하다."라는 제목으로 미국 사회에서 확산되고 있는 웃음요법에 대한 기사를 게재했다.

이 기사를 요약하면 다음과 같다.

아기들은 생후 2-3개월부터 웃기 시작하여 급속하게 웃음의 횟수가 많아진다. 보통 6세의 아이의 경우 하루에 300회 웃는다. 하지만 성인이 되면 하루에 100회에서 15회 정도 웃으며 개인에 따라 차이가 있기는 하지만 점점 줄어든다. 학자들은 우리가 크게 웃을 때 신체에서 심장 박동수를 높혀주며 허파에서 노폐된 공기를 바깥으로 내 보내준다고 말한다.

로마린다 의대의 R.Burton 교수의 실험에 의하면 웃음이 면역계와 신경 내분비계에 큰 영향을 미친다고 했다. 웃음은 체내에서 스트레스 호르몬인 코티졸과 에피네프린의 양을 줄여 주고 동시에 몸의 항체인 T세포와 NK세포 등 각종 항체를 분비시켜 더욱 튼튼한 면역체를 갖게 한다.

스탠포드 의대의 윌리엄 프라이(William Fry)박사는 [약으로서의 웃음]이라는 책에 웃음의 생리적 효과를 다음과 같이 요약했다.

1) 뇌하수체에서 엔도르핀(endorphines)이나 엔케팔린(enkephalins) 같은 자연진통제 (natural painkillers)가 생성된다.
2) 부신에서 통증과 신경통 같은 염증을 낫게 하는 신비한 화학물질이 나온다.
3) 동맥이 이완되었기 때문에 혈액의 순환과 혈압이 낮아진다.
4) 웃음은 신체의 전 기관에 긴장완화를 준다.
5) 웃음은 혈액내의 코티졸(cortisol)의 양을 줄여 준다.
6) 스트레스와 분노, 긴장의 완화로 심장마비를 예방한다.
7) 웃음은 심장 박동수를 높여 혈액 순환을 돕고 몸의 근육에 영향을 미친다.
8) 뇌졸증의 원인이 되는 순환계의 질환을 예방한다.
9) 암 환자의 통증을 경감시킨다.
10) 3–4분 웃음은 맥박을 배로 증가시키고 혈액에 더 많은 산소를 공급한다.
11) 가슴과 위장, 어깨 주위의 상체 근육이 운동을 한 것과 같은 효과를 얻는다.

학습 활동에서의 유머를 연구한 엘 앤드슨(L.W. Anderson)씨는 다음과 같은 결론에 도달했다. 즉 유머(웃음)은

1) 학습 이해와 기억을 돕는다.
2) 학급에서 긍정적인 학습 분위기를 만들어 준다.

3) 학생들의 학습 참여도를 권장한다.

4) 학생들의 주의력을 잡아준다.

5) 인지적 발달을 돕는다.

6) 바람직하지 못한 행동을 막아 준다.

7) 학생들의 자긍심을 개발한다.

8) 학생과 교사의 질을 높여 준다.

9) 고민감을 줄여 준다.

펜실베니아주 웨스트 체스터 대학교의 연구진은 유머 감각이 뛰어난 학생들은 학업 생활의 각종 스트레스를 긍정적인 태도로 극복한다는 것을 발견했다. 또한 학습 과정에서 웃음은 학생들에게 흥미를 유발하고 지식과 정보에 대한 기억력을 증진시키고 교사와 학생간의 학습을 가로막는 감정적 장애가 되는 긴장을 완화시켜 준다고 했다.

캘리포니아대(UCLA) 통증치료소의 책임자였던 데이빗 브래슬러(D. Bresler) 박사는 극심한 통증을 호소하는 환자들에게 한 시간에 두 차례씩 거울을 보고 웃게 하였다. 심지어 가짜 웃음을 웃는 사람도 상당한 효과를 보는 것을 발견했다. 오하이오 주립대의 낸시 렉커(N. Recker) 교수는 [웃음은 참으로 좋은 약이다]라는 기사에서 웃음의 효력을 다음과 같이 요약하고 있다.

웃음은:

1) 힘을 준다.

2) 극복할 능력을 준다.

3) 상호간의 대화와 마음의 통로를 열어 준다.

4) 긴장감을 완화하여 준다.

5) 분노를 몰아내고 공격성을 없게 한다.

6) 학습 효과를 높여주고 기억력을 증진시킨다.

7) 진단의 도구로 사용될 수 있다.

미국 아리조나주의 패트릭 플래너갠(P. Flanagan) 박사는 웃음이 체내의 안전밸브이고 스트레스 호르몬을 감소시키고 엔도르핀 같은 유익한 호르몬을 대량 생성한다고 보았다. 심지어 "거짓 웃음(Faking Laughter)"도 진짜 웃음과 비슷한 화학적 반응이 체내에서 일어난다고 주장하고 일부러 웃는 척 해도 그런 행동은 진짜 웃음으로 바뀐다고 했다.

웃음은 과거나 지금이나 인간 생활에 뗄래야 뗄 수 없는 감정의 표시이고 이 인간의 독특한 감정은 마음의 즐거움과 행복 뿐만이 아니라 신체의 건강을 가져다 주는 치유제로 재발견 되고 있다. 미국의 경우 4월은 '전국 유머 강조의 달'로 제정하여 각지에서 각종 행사를 거행한다.

지금까지 열거한 것 외에도 웃음과 건강 관계를 연구한 여러 논문들은 다음과 같은 웃음 생리적 효과를 지적하고 있다.

1) 몸의면역체를 강하게 한다.

2) 육체의 고통을 완화시킨다.

3) 몸의 온도를 적정 수준으로 높혀 준다.

4) 살 빼기 운동을 돕는다.

5) 불면증을 고쳐 준다.

6) 감기에 덜 걸린다.

7) 혈압을 내려 준다.

8) 심장혈관 기능을 강화시켜 준다.

9) 위산을 줄여 준다.

10) 암의 확산을 늦추어 준다.

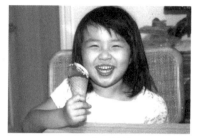

smile 여아

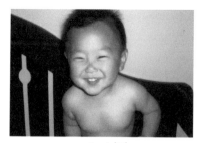

smile 남아

11) 산소 소비를 줄여 준다.

12) 관절염 증상을 완화해 준다.

13) 천식 증상을 완화해 준다.

14) 수명을 연장해 준다.

b. 나의 유머지수(HQ)

1) 질문

- 모임이나 일상 속에서 유머를 10개 이상 구사할 수 있다.

- 회의 시간에 나의 주장과 원칙만 내세운다.

- 인터넷에서 유머코너를 즐겨 본다.

- 내가 망가지는 것을 개의치 않는다.

- 나의 실수를 웃음으로 넘길 수 있다.

- 직장에서도 잘 웃는 편이다.

- 남의 실수도 웃음으로 넘길 수 있다.

- 규칙만 따르면 된다는 사고를 가지고 있다.

- 나 때문에 남이 즐거워하는 것이 좋다.

- 나는 소리 내어 크게 웃는 편이다.

- 유머는 좋은 관계를 빚어낸다고 믿는다.

- 분위기를 바꾸기 위해 재미있는 유머를 적극 활용한다.

- 거울을 보며 표정연습을 할 때가 있다.
- 언제든 써 먹을 수 있는 유머가 3개 정도 있다.
- 사람들은 재미있는 일을 위해 나를 찾는다.
- 유머를 생각하며 혼자 웃을 때가 있다.
- 분위기를 리드하는 편이다.
- 기분을 상하게 하는 유머는 사용하지 않는다.
- 상사의 말에는 언제나 예스맨이다.
- 나는 웃는 얼굴이 어울린다.
- 집안에 유머 책이 한 권 이상 있다.
- 최악의 상황에서도 희망은 있다고 믿는다.
- 웃음으로 누군가의 기분을 바꾸어 준 일이 있다.
- 웃음에 관한 격언을 세가지 이상 말할 수 있다.
- 하루에 세번 이상 웃는다.

2) 채점 – 각 문항당 항상 5점, 종종 4점, 가끔 3점, 전혀 2점, 절대 1점을 더한다.

3) 해설

90–125점 사이라면 : 당신은 유머를 즐기며 항상 웃으면서 사는 유머 우등생이다. 아마 당신은 주변 사람들에게 인기도 많고 이성에겐 킹카나 퀸카로 꽤많은 찜을 당했을 것으로 보인다. 지금 이대로 노력하면 훌륭한 유머리스트가 될 가능성이 높다.

75점–89점 사이라면 : 당신은 잠재된 유머 화산형이다. 당신의 머릿속과 가슴속엔 엄청난 유머력이 꿈틀대고 있다. 약간의 노력과 용기를 낸다면 당신은 유머를 통해 한층 업그레이드된 멋진 인생을 보낼 수 있다. 그러기 위해 노력해 보자.

화이팅!!!

74점 이하는 : 음… 당신은 자신이 보기에도 무뚝뚝한 편이고 남들이 보기에도 근엄하고 재미없는 사람일 수 있다. 그러나 절대로 좌절하거나 포기해서는 안 된다.

어쩌면 당신은 유머의 필요성을 몰랐거나 자신과 어울리지 않다고 생각했을 수 있다. 이제부터 그런 생각은 싹 버리자. 지금까지 당신이 어떤 사람이었나는 별로 중요하지 않다. 지금부터 유머리스트를 목표로 적극적으로 노력하면 된다.

21세기에 유머는 선택이 아니라 필수다.

(김현표, 모아북스에서)

이상 제시하는 10가지를 실천하고자 노력하는 발걸음을 딛는 순간 신열의 축소를 이루고 소화는 정상으로 다가 갈 수 있다.

11. 햇빛

건강의 가장 중요한 요소의 하나인 햇빛은 현대 의료업계에서 잘못 해석하고 있다. 피부에 쬐는 소량의 햇빛(1일 20~30분)은 비타민D3(cholecalciferol) 생성과 칼슘 및 미네랄 흡수에 필수다.

태양의 UVB선은 피부 표면 내부와 외부 양쪽에서 콜레스테롤과 작용해 칼슘을 흡수, 활용하는데 도움을 주는 비타민D3 를 만들어 낸다. 세포 영양분이 적절한 신진대사 주기를 통해 영양을 전달하는 문을 열게하는 칼슘 이온은 비타민D3에 의해 좌우된다. 오메가-3 필수 지방산(생선유 또는 아마유)이 풍부한 균형 잡힌 식단 역시 비타민D3를 제공한다.

UVB선이 더 많은 선벨트 내지 산악지대에 살지 않는 경우에는, 자연 비타민D3를 함유한 대구 간유 섭취를 고려해 볼 수 있다. 여름철이 지나서는 유기농 육류, 달걀, 생선에서 천연 비타민D3를 섭취할 수 있다.

육지와 바다에서 직접 먹이를 구하는 원시 문화권에서 피부암이나 흑색종(黑色腫) 문제가 거의 없다는 사실은 알고 있을 것이다. 지구상에서 100살 이상 장수하는 사람들은 한결같이 매일 전신을 태양에 드러낸다. 그러니 식사를 조심하고 되도록 태양 아래서 즐긴다. 단 너무 장시간 보내지 않는다.

12. 놀이

우리 대부분은 과도하게 일하는 반면 놀이는 거의 하지 않는다. 어린 시절 놀 때의 기분이 어떠했는가를 기억해보라. 가족이나 친구들과 자연스럽게 그리고 아무 생각없이 놀던 그 시절이 그리워진다.

바야흐로 신발을 벗고 잔디를 맨발로 걷는 기분으로 스스로를 위한 놀이에 시간을 할애할 때다. 우리 모두 놀이를 통해 자연스런 엔돌핀을 배출하면서 한껏 기분을 내야한다. 그러면 신체, 정신, 영혼에 매우 유익하다.

쾌적한 자연 환경 속에서의 놀이는 심신의 건강에 공헌하고 우리 몸속의 면역체 증강에 도움이 된다.

13. 용서

상황이 아무리 끔찍하더라도, 용서하지 않으면 결국 자신에게 해가 된다. 증오는 곪아서 암이나 심장병의 원인이 되기 때문이다. 건강은 결국 마음과 가슴속에 들어 있는 감정과 관련이 있다. 이상하게 들릴지 모르지만, 용서의 마음이 모자라면 체내에 산성화 상태를 유발해 세포에서 산소들이 빠져나가면서 신체의 에너지가 정체된다.

용서의 힘과 관련한 과학적 연구에 따르면, 용서는 단순한 픽션 개념 이상의 것으로 입증되었다. 그러므로 남을 용서할 수 없다면, 편지 등의 방법으로 자신의 마음을 적어 내려가면서 순환시키는 방법을 시도해 보자.

우리 모두 실수하며 어느 누구도 완벽하지 않다. 절대 화난 채 또는 속상한 채 잠자리에 들지 말아야 한다. 소년기에 사랑하는 사람들에게 애정과 감사를 표시하는 포옹에 대한 가치를 터득했다. "걱정거리를 가지고 잠자리에 들지 마라. 불을 끄기 전에 잘못을 고백하면 갓난아기처럼 잘 수 있을 것이다."

14. 생활양식의 변화 및 과감한 포기

무절제한 생활로 불건강의 씨앗을 계속 뿌리면서 건강의 열매를 거두기 원한다면 언어도단이다. 생활양식을 변화시킴으로써 심장병, 암, 당뇨병, 고혈압 등의 성인병을 70~80%까지 예방할 수 있다는 것이 최근 예방의학의 학문적 결론이다.

꼼꼼한 사람일수록 걱정이 많다. 걱정이 많으면 감정은 우울감에 빠지기 쉽다. 이성적으로 생각했을 때 당장 내 능력으로 어쩔 수 없는 일이라면 과감히 포기하는 자세가 필요하다. 포기하기로 마음 먹었다면 되도록 빨리 머릿속에서 지워 버린다. 시간이 흘러도 매번 지난 일을 되씹거나, 나를 탓하는 것은 자신을 황폐하게 만든다.

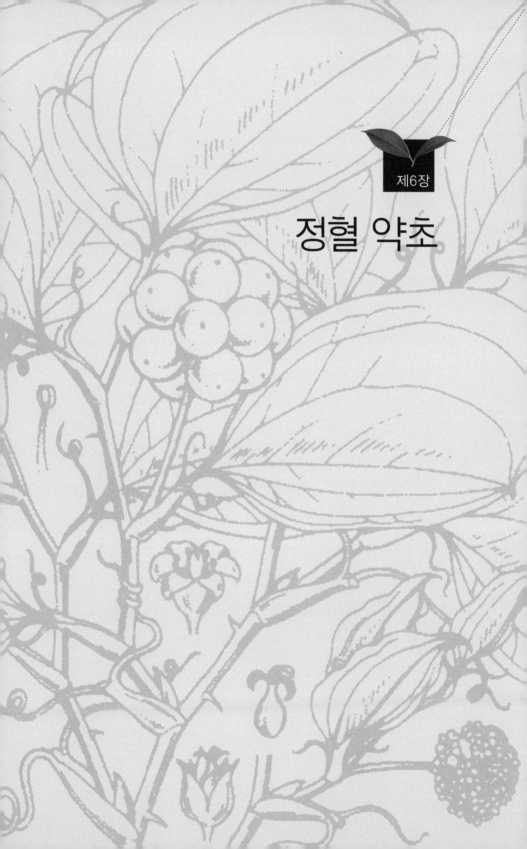

제6장

정혈 약초

1. 원생 약초

옛부터 인류는 불로장수를 꿈꾸고 그 목적을 위해 병을 몰아내는 약초를 찾았다. 약초를 이용해서 불로장수(不老長壽)가 실현되는 일은 전혀 허황된 꿈은 아니다. 장생불사(長生不死)는 불가능 하더라도 오래 살 수 있는방법들은 생각 속에서 실현가능 하다. 또한 병을 고치려고 약초를 사용하는 것도 인류가 탄생된 이래 지속적으로 이루어진 역사적 사실이다.

먼저 약초를 논하면, 총체적으로 약초가 갖는 효능은 그 성장과정의 바탕인 흙이 수백만년을 두고 축적된 미네랄이 풍부한 토양인가에 기인한다. 또한 토양의 오염여부도 식별해야 한다. 그리고 적기에 채취해야 한다. 즉 인삼의 3-4년 근이 6년 근으로 둔갑하지 않았는지 조사해 볼 필요가 있다.

약초 자체가 갖는 성능을 발휘하려면 적기에 채취하는 것이 매우 중요하다. 대체로 효용, 성능면에서 조기에 채집한 것보다는 적기에서 연장된 늦은 채취가 바람직하며 이것이 원생약초이다. 또한 동일한 약재를 같은 병을 앓고 있는 환자에게 사용한 결과, 한분은 치유를 얻고 다른 분은 효과를 못 보는 사례가 많다. 왜 일까?

여기에서 환자의 상태를 생각하게 되고 그 원인을 분석함으로써 치유를 얻을 수 있는 중요한 문제가 어디에 있는가를 우리들은 알아야 한다. 약재를 공부하다 보면 어느 나라, 어떤 책에는 적용 병명의 기록은 있으나 사용법은 없다. 그것이 시사하는 바, 같은 약재에도 성능의 차이가 있을 수 있지만 중요한 것은 사용자의 신체조건에 따라 사용법이 달라질 수 있다.

즉 부작용을 염려해서 그렇다.

21세기 문명 사회에서 살아가는 사람들은 이미 이 세상을 살다간 사람들보다 행복하게 살고 있다. 눈부시게 발전하는 오늘의 사회 현실은 전재(戰災)의 폐허를 잊고 있다. 그런 가운데 퇴화를 거듭하는 것은 건강이다.

인간을 위한 의술은 발달하고 있지만 환자는 늘어나고 고칠 수 없는 병은 인간들을 공포로 몰아넣고 병실은 만원을 이루고 화장장은 붐비며 죽음으로 혈연을 잃은 이들은 오열하고 있다. 약초는 병든 자를 위해 존재가치가 있다.

병든 자는 약을 찾는다. 그리고 그에 의존한다. 또한 생각대로 치유를 얻지 못하면 치유를 얻고자 갖은 약을 써보고 의사를 찾는다.

문제는 여기에 있다. 자기가 어째서 병이 들었는가를 생각하지 못하고 더욱이 그 원인을 분석하고 생활습성을 바꾸는 일을 생각하지 않는다. 약초는 식품이다. 식품이 내연기관에서 부패를 이루면 약효는 고사하고 종전 같은 병적 물질로 변질할 것은 불문가지(不問可知)이다. 그러면 먼저 해야 할 일은 부패를 방지해야 하고 그러기 위해서는 신열의 균형을 만들어야 한다.

2. 소화

소화는 입에 음식을 넣는 순간부터 시작된다. 씹을 때는 타액선에서 효소가 분비 되는데 음식물이 액체 상태로 될 때까지 씹지 않으면 다음 소화 단계에서 충분히 분해되지 못한다. 소화되지 못한 음식물을 덩어리째 받아들여야 한다고 상상해 보라. 그렇게 되면 소화되지 못한 조각들이 그대로 몸속을 통과하든가 장기나 피 속에 남아서 썩거나 많은 문제를 일으키며 독성 물질을 만들게 될 것이다.

건강의 이상은 소화에서 문제가 발생한다. 소화 그것이 문제이고 쉽게 파악할 수 있는 증상이다. "소화는 잘 됩니까?"라고 누구에게나 물으면 대답은 한결 같다. "잘 됩니다"이다.

다시 묻기를, 배변시 "구린내"가 납니까? 라고 물은 즉 구린내 안나는 사람이 어디 있습니까? 라고 반문한다. 구린내는 소화가 비정상으로 부패가 이루어지며 그 과정에서 생성되는 내복부의 가스가 상승작용에 의해 중대한 질환으로 축적이 이루어지고 혈액을 오염시키므로 미열을 유발한다.

소화 과정의 부패를 가중하는 결과는 질병과 사망에 이르는 것이라는 설명을 쉽게 이해하지 못하고 또한 생활의 개선책도 마련하지 못한다.

"좋은 소화를 이루도록 유도하고 속박된 피부를 활력적으로 작동시켜 피부로부터 정상호흡이 이루어지게 생활양식을 바꾸라"는 것이 약초의 효능을 극대화하는 길이다. 여기에서 새로운 건강의 길, 약초이용의 효용을 극대화하는 길로서 건강의 회복과 청혈장수(淸血長壽)하는 길임을 강조하는 바이다. 피부는 제2의 폐이고 제2의 신장이라는 것을 잊지 말아야 한다.

신열은 우리가 살아야 하는데 절대 불가결한 존재이나 반드시 균형을 이루어야 하고 가장 중요한 소화의 기초를 이루는 것이 열이라는 것을 알아야 한다. 또한 아무리 좋은 약초를 먹을 지라도 소화를 이루지 못하면 약효는 얻을 수 없기 때문에 소화가 중요하다.

열의 균형은 매우 쉽지 않으며 종합적인 상황에서만 이루어 질 수 있다. 열의 균형을 만들어야 소화를 정상화하고 만병을 저항하는 정혈작용으로 장수의 목적은 물론 질병의 접근을 허락하지 않는 면역력의 증진과 신체균형을 이루고 피부가 빛이 나는 건강한 몸을 갖게 되는 것이다.

먹은 식품이 소화기관 내에서 소화가 않되고 부패가 일어나면 신열의 균형이 깨진다. 신열의 균형이 파괴되면 여러 병적 증상이 우리 몸에 나타나기 시작한다. 따라서 신열의 균형은 대단히 중요하다. 브랜틀리 박사가 정리한 균형을 위한 열쇠를 보자.

* 알맞은 형태의 구조화된 생리수(육각수) 또는 미네랄이 풍부한 생수로 하루 종일 수분을 섭취하라.
* 적절한 식사 프로그램을 따르고 잘못된 세대 간 및 사회적 식습관을 바꾸라.
* 현재의 문제들을 인식하고 지원하라.
* 혈통으로 물려받은 취약 부분을 바로 잡아라.
* 매일 아침 그리고 식사 전에 레몬수나 물을 마셔라.
* 몸에 필요하지 않은 것은 먹지 않는다. 평생 매 식사마다 기준을 정해 바른 형태의 다양한 영양소를 섭취하고 신체 스스로 필요한 것을 선택하라.
* 식탁용 소금을 버리고 균형 잡힌 비정제 소금(천연소금)을 섭취하라.
* 천연의, 가공하지 않은 자연의 형태로 만들어진 음식을 주로 생식하라.
* 음식물은 유동체가 될 때까지 씹어서 삼켜라.
* 음식을 요리하기 전이나 요리한 음식을 통해 효소를 섭취하라.
* 식사 때는 물을 마시지 않되 굳이 마셔야 한다면 따뜻한 물을 소량만 마셔라.

3. 건재(乾材), 생재(生材) 및 약초 학명

a. 건재와 생재

한국의 약용식물은 대부분을 건조시켜 저장하였으므로 처방조제도 건재를 사용한다. 4계절이 뚜렷하여 겨울의 엄동설한에는 생재를 얻기가 대부분 불가능 하다. 그러나 열대, 아열대 지방에서는 사시사철 생재를 채취할 수 있으므로 특별한 경우가 아니면 생재 사용이 상용화이므로 생재를 기준으로 한다. 아마존 강 유역에서 자라는 약용교목으로 "용혈수"라는 이름의 나무가 있다. 이 나무는 자체에서 수액이 흐른다. 그 수액은 자연상태에서는 황색을 띄지만 인공적으로 상처를 내면 핏빛으로 변한 수액을 분비한다.

약용식물이 원거리의 운반에 의한 부패, 변질의 우려가 있을 때는 건조 형태로 취급하게 되는데 건조된 약재는 감정하기가 쉽지 않다. 오염된 땅에서 자라서 형태에 다소 변이가 생기면 감식은 더욱 어렵다.

서양약초중 열대, 아열대 산은 세포조직이 느슨하다. 이것을 그늘에 말려 음건했을 때 대부분의 수분이 증발되어 그 체적은 50%정도로 줄어든다. 김기현 선생의 경험담이다. 칠레를 여행할 때, 안데스 산록에서 자라는 약초가 간장질환에 특효가 있어 그 나라에서도 생산되므로 손 수레에 약재를 실은 약재상에게 넌즈시 물었더니 전혀 다른 약초를 제시하였다. 약재가 환자나 사용자에게는 생명 같은 귀중한 존재이지만 상인에게는 그렇지 않았다.

사실을 은폐하는 모습이었다. 자신의 이익을 얻기 위한 인간 사회의 부도덕한 것들이 어찌 그뿐이겠는가! 자기의 이익을 위해 약용식물에 관한 정보의 유출을 원치 않아 다른 식물의 정보를 주는 것은 잘못된 자세다.

본서에서는 약재에 대하여 간단히 서술했지만 중요한 사실은 약재를 필요로 하는 사람에게 효력을 줄 수 있는 약재의 요인이 더욱 중요하다. 병든 사람이 약재에 의존하여 병을 고치려고 하는 생각에는 잘못이 있을 수 없다.

그런데 병의 원인에 대해서는 도외시하는 것이 현실이다. 그리고 성능이 좋다는 약을 먹으면 병이 반드시 치유된다고 믿어야 약효의 효과를 얻을 수 있는 것이다. 치유의 확신이 성사를 이룬다.

b. 약초의 학명

나라와 지역에 따라 같은 생물의 이름이 각각 다르거나 전혀 관계가 없는 생물의 이름이 같아서 생물을 분류하는데 많은 어려움을 겪는다.

이러한 혼돈을 피하기 위하여 하나의 종에 하나의 이름을 붙힐 필요가 학술적으로 필요하게 되었는데 스웨덴의 박물학자인 린네는 이를 위해 이명법을 사용하였다. 이것으로 생물명을 세계적으로 통일하게 되어 혼란을 막는데 크게 공헌했다.

이명법 = (속명) + (종명) + (명명자)

속명은 고유명사로 주격으로 하고, 첫 글자는 반드시 대문자로 표시한다. 종명은 소문자로 형용사나 명사의 속격을 사용하는데 예외적으로 특수한 고유명사를 쓰는 경우도 있다.

본서에 기록된 외래 약용식물의 한국명 명칭은 학명을 위주로 하였고 표현상 문제가 된다고 보았을 때는 생산지와 나라의 이름을 표방하였고 같은 과에 속하는 약초이름은 한국명을 표방하여 차별화하였다.

이명법에 의한 학명 표기의 예

한국명	학명
무궁화 나무	Hibiscus syriacus L

아종 표기의 예

한국명	속명	종명
한국호랑이(아종)	Felis	tiglis
아.변종명	명명자의 성	
coreansis	Brass	

한국의 약용식물 이름 중에 며느리 배꼽, 며느리 밑씻개 등의 약초명이 있다. 그것은 일본어에서 직역되어 유래한 것이다.이름이 아름답지 않고 추한 모습을 보인다. 이런 이유로 북한에서는 며느리 배꼽을 참가시 덩굴 여뀌로 명명한 듯 보인다. 남북한의 식물명이 달라진 것이 많다.

예를 들면 (   )속은 북한명이다.

소경불알(만삼아재비), 송장풀(산익모초), 애기똥풀(젓풀), 쥐오줌풀(바구니나물), 쥐똥나무(검정말나무), 개불알꽃(작난화) 등이 있다. 이외에 거의 1/3이 달라졌다.

한가지 더 부연하면 "Rosemary"라는 상록 관목은 많은 변종을 보유하며 지중해 연안 스페인 남부, 북미 대륙의 온난한 지방에 풍성하게 자라는 약용 식물인데 우리나라 이름은 "미질향"이며 한문으로 쓰면 매우 훌륭하다.

그러나 그 식물 이름을 어째서 한국적으로만 명명해야 했는지 이해가 되지 않는다. 학명이 Rosmarinus 이다. 그대로 로즈마리누스 라고 명명하면 되는 일이 아니었을까? 국제적인 감각이 결여되지는 않았는가? 라고 생각해 본다. 지금 세계도처에서 땀 흘리는 한의사들의 고충을 헤아려 보아야 할 것이 아닐까? 앞으로 공급해야 할 지식이 국제화 되는 길을 열어야 한다.

원색 세계 약용 식물 도감에 수록된 식물 중 1203종은 필자(김기현)가 명명한 것이다. 이 중에 한국 식물이름은 학명을 위주로 하였고 표현상 약간 어색하거나 문제가 된다고 보았을 때는 생산지와 나라 이름을 참고했고 같은 과에 속한 약초 이름은 한국명을 참고하여 차별화 하였다.

4. 정혈요법에 좋은 약초

a. 정혈요법에 좋은 대표적인 국내외 약초

약초 중에서 정혈작용을 하는 효능이 있는 식물은 인간 체내에서 매우 중요한 역할을 할 수 있다. 그러나 일부 문헌에는 적응에 관한 설명은 있으나 성분의 효용에는 인색하다. 약초를 사용함에 있어 첫째, 원생약초를 택해야 하고 또한 채취, 건조, 저장상태는 약효를 얻는데 매우 중요한 비중을 차지한다.

외래산 약초는 더욱 그렇다. 자생지를 찾아 소중히 채취하여 저장하고 사용하는 것이 무엇보다도 바람직하다. 인구밀도가 조밀하지 않고 공업화가 더딘 지역일수록 토양은 오염되지 않은 상태이다. 오염지에서 재배한 작물은 미네랄이나 청결성에서 원생약초보다 효능부분에서 뒤진다.

같은 약초라도 생장환경과 채취과정, 조제, 저장하는데 따라서 효력과 정화작용이 차이가 난다. 또한 사용자 혈액의 오염 비중에 따라 정혈작용의 비율이 달라지고 효능도 달리 나타난다.

효능이 낮다는 것은 어혈의 축적과 정혈작용이 경쟁하는 과정에서 정혈작용이 패배하는 것으로 보아야 할 것이다. 여기에 제3의 치료효과 증진법으로 소화의 정상화를 위한 국부세척과 식이요법, 정신요법은 매우 중요한 치유효과를 가져오고 강장효과를 얻는데 중요하다.

강장은 면역력을 증진하는 것으로 좋은 건강의 상태에서 과잉소모를 피하는 자기생활에 충실한다면 바로 행복으로 진입하는 길이다.

약초에는 많은 종류가 있으나 손쉽게 얻을 수 있는 것이 있고 손쉽지 않은 지역에 분포하는 것이 있다. 먼저 국내산과 국외산을 구분하여 약효가 특출한 약초, 11종을 골라 설명하고자 한다.

⟨1⟩ 국내에서 얻을 수 있는 정혈 효과가 뛰어난 약초

1	무궁화 나무	Ajuga decumbens Thunberg 꿀풀과, Yellow bugle(英), 白毛夏枯草(漢) Kin-Ran(Japan)

우리 나라 남부에 나는 다년초, 키 40-70 츠. 잎은 긴 타원형이며, 길이 8-15cm, 폭 2-4 cm, 잎의 밑동은 줄기를 싼다. 꽃은 황색, 반쯤 열리고, 3-10송이가 총상화서를 이룸. 곁꽃잎은 꽃받침보다 약간 짧고, 입술꽃잎은 3갈래, 측편은 삼각형으로 암술대를 싸며, 가운데 열편은 끝 부분이 구부러지고, 내면에 자홍색의 줄이 처진다. 암술대는 서고, 꽃가루 주머니는 길며, 긴 타원형의 화분괴가 있다. 개화기는 4-6월이고 주로 관상용으로 쓰인다.

- 약효 : 정혈, 해독, 가관지 기침, 사혈, 인후염을 치료
- 사용법 : 건초 건재 20g을 물 1L에 달여 하루 2-3잔 마신다.

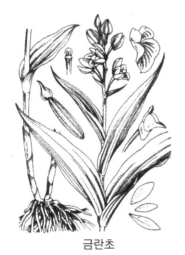

금란초

금란초 덩굴(금장초)은 우리나라 중부 이남에 자라고 일본과 중국에도 분포한다. 오늘날 세계적인 지정학적 관점에서 열대, 아열대, 온대와 한대를 포함하는 국토를 가진 나라들은 그렇지 않은 나라들에 비하여 더욱 약초가 풍부하다.

금난초 덩굴은 정혈작용이 높은 것으로 보며 성분은 Cyasterone ajugasterone을 함유하고 황색 포도상 구균과 폐렴균에 항균작용을 하는 것으로 보아 정혈효과가 높은 것으로 보여진다.

– 김기현 [원색세계약용식물도감] 1556 참조

2	남가새	Tribulus terrestris L 남가새과, Caltrop(영국), Hama-bishi(일본)

제주도, 거제도와 함경 북도 명천 해변의 모래땅에 나는 1년초. 밑에서 가지가 많이 갈라져 옆으로 기고, 길이 1m 원줄기, 잎자루, 꽃자루에 꼬부라진 짧은털과 퍼진 털이 난다. 잎은 대생, 짝수 깃꼴겹잎, 마주 나는 잎의 크기는 같지 않고, 길이 1-6cm, 작은잎은 4-8쌍, 긴 타원형, 길이 8-15mm, 뒷면에 흰색 털이 나며, 가장자리는 밋밋하고, 턱잎은 피침상 삼각형. 꽃은 노란색, 잎겨드랑이에 1송이씩 피고, 꽃자루의 길이 1-2cm, 5수성. 꽃받침은 꽃이 핀 후에 탈락. 열매는 삭과, 과피는 딱딱하며, 5개로 갈라지고, 각 조각에 2개의 뾰족한 돌기가 있으며, 가시털이 남. 염색체 수 2n=12, 24, 36, 48 개화기는 7-8월이고 뿌리와 씨는 약용으로 사용된다.

■ 약효 : 정혈, 두통, 치통

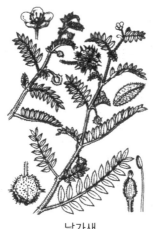

남가새

남가새는 우리나라 전역에서 자라고 일본, 중국, 시베리아, 유럽에서 자라며 비교적 기후의 적응이 잘되는 식물로서 혈액순환에 효력이 있고 혈압을 강하시키는 작용으로 혈액의 이물질을 정화하는 정혈작용이 높다고 본다.

동의보감에서는 백질려 또는 자질려라고도 하고 열매를 질려자 또는 백석리, 석리, 실리자라고 한다. 중국의 〈도경본초〉에 풍을 낫게 하고 눈을 밝게 하는 데 가장 뛰어난 약으로 기록되어 있다.

9-10월에 손에 상처가 나지 않도록 장갑을 끼고 열매를 따서 햇볕에 말린 것을 '질려자' 또는 '질리자'라 한다.

지방유를 함유하며 사포닌(saponin)의 사포노이드 C(saponoside C), 스테로이드(steroid)의 헤코게닌(hecogenin), 네오헤코게닌(neo-hecogenin) 배당체, 트리프로틴(Triprodin) 등을 함유한다.

감기의 두통이나 현기증, 눈의 피로, 눈의 충혈, 눈물 많은 눈 등에 질려자를 1일 10g을 달여 마시면 좋다. 사용 전에 프라이팬 등에 가시가 약간 탈 정도로 볶아두면 먹기 좋다.

중국 고서에는 자양강장을 위해 질려자 가루를 1일 10g씩, 1일 3회 물과
함께 먹는다고 설명하였다. 정혈을 위해 과실 15g을 물 1L에 데워 1일 2-3
잔을 마신다.

– 김기현 [원색세계약용식물도감] 782 참조

| 3 | 청미래 덩굴 | Smilax china L 백합과,
China root(英),Sarutoryibara(日) |

황해도 이남의 산기슭 양지에 나는 덩굴성 낙엽 관목. 길이 3m. 뿌리는
굵고 꾸불꾸불 옆으로 뻗으며, 줄기에 갈고리 같은 가시가 있음.

잎은 호생, 광택이 나고, 길이 3-12cm, 폭 2-10cm, 두껍고 둥글거나 넓
은 타원형, 끝이 뾰족하고, 밑은 둥글거나 심장형, 가장자리는 밋밋하고,
5-7맥, 그물맥이 있음.

꽃은 암수 딴그루, 황록색, 잎겨드랑이에 산형화서로 달리고, 화축의 길이

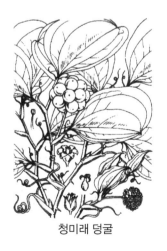

청미래 덩굴

는 1.5-3cm, 꽃자루의 길이 1cm. 화피는 6장, 긴 타원형, 뒤로 말림.

자방은 긴 타원형, 3실. 열매는 장과, 둥근 모양, 붉은색으로 이고, 씨는 5개, 황갈색, 염색체 수 2n=60, 개화기: 5-8월.

- 용도 : 뿌리는 약용, 어린잎과 열매는 식용
- 분포 : 황해도, 평안남도 이남에 자라고 일본, 중국, 대만, 필리핀, 남아메리카, 브라질과 아르헨티나와 이웃나라들에 자란다.
- 약효 : 정혈, 이뇨, 발한, 매독, 피부염, 동상
- 사용법 : 뿌리 30g을 물 1L로 달여 1일 2-3잔을 마신다.

청미래 덩굴은 가시가 있는 덩굴성 식물로 정혈은 물론 발한작용에도 뛰어난 효능을 가지는 식물로서 매독의 치료는 물론 수은을 제거한다.

더욱이 소화에도 효능을 가지므로 매우 치유효능이 높다. 한의학에서는 "토복령"이라 하며 소중한 약용식물이고 라틴 아메리카에서도 못지않게 중요시하나 한국과 달리 거의가 단방으로 적용한다.

뿌리 줄기에는 Similax-saponin, A,B,C의 배당체와 flavonoid인 astilbin, distilin, engeltin 등을 함유한다.

– [김기현 원색세계약용식물도감] 2109 참조

| 4 | 동백나무
겨우살이 | Korthalsella japonica (tunb) 겨우살이과 Parasite(英), Hinokiba-yadorigi(日) |

우리나라 남부에 사는 상록 기생 반관목(동백나무, 사스레피나무, 모새나무, 사철나무, 섬쥐똥나무, 꽝나무, 감탕나무에 기생), 키 6-15cm, 가지

는 녹색, 많은 관절이 있으며, 납작하고, 털이 없음. 잎은 퇴화되어 마디 양끝에 돌기 모양으로 달려 있음. 꽃은 암수 한그루, 지름 1mm 미만, 꽃자루가 없고, 마디에 수송이씩 피며, 화피는 깊게 3갈래로 갈라짐, 자방 하위. 열매는 장과, 넓은 타원형, 등황색으로 익음, 열매 안에 씨가 1개, 개화기: 4-8월, 결실기: 11월.

- ■분포 : 제주 남부 섬에 자라고 일본, 대만, 중국, 인도, 호주에 분포한다.
- ■약효 : 정혈, 이뇨, 통경, 타박상을 치료한다.
- ■사용법 : 전초 20g을 물 1L로 달여 1일 2-3잔을 마신다.
  술에 담가 마실 수 있고 타박상에는 국소찜질 요법을 한다.

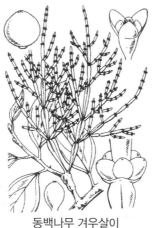

동백나무 겨우살이

동백나무 겨우살이는 아열대에 가까운 기온을 선호하고 달여마시는 방법으로 타박상을 치료하는 효능을 가진다는 것은 정혈로 인한 면역력을 증진시키는정혈효과가 크다고 보는 것이며, 아열대 기후를 선호하는 식물로 보여진다. 이 식물을 구하기가 어려우면 겨우살이를 대용할 수도 있다.

– 김기현 [원색세계약용식물도감] 136 참조

5	큰꽃엉겅퀴	Cirsium pendulum Fisher et DC 국화과 Steen mountain thistle(英), Pendulate thistle(西), Daka azami(日)

우리나라 중부 이북의 주로 낮은 지대에 나는 다년초. 키 1-2m. 줄기에 거미줄 같은 털이 있음. 근생엽은 꽃이 필 때 시들고, 타원형, 길이 40-50cm, 폭 20cm 가량, 끝은 꼬리처럼 길어지고, 밑은 잎자루의 날개로 되며, 가장자리는 5쌍 내외의 깃 모양으로 깊게 갈라지고, 갈래는 큰 톱니가 있으며, 길이 3-4mm 되는 가시가 있고, 양 면에 털이 없음.

경생엽은 피침상 타원형, 타원형, 끝이 뾰족한고, 밑은 직접 줄기에 붙고, 깃 모양으로 갈라짐. 두상화서는 가지나 줄기 끝에 붙고, 밑으로 향함. 총포는 난형, 거미줄 같은 털이 있고, 자주색, 총포편은 바깥 조각이 제일 짧고, 중간 조각은 선형, 끝이 가시처럼 되며, 뒤로 젖혀지고, 중맥은 검은 빛. 화관은 홍자색, 관모는 흑갈색, 길이 18-22mm. 열매는 수과, 긴 타원형, 4개의 능선이 있고, 길이 3-3.5mm, 개화기 : 7-10월, 결실기 :

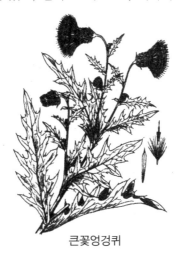

큰꽃엉겅퀴

10-11월, 용도 : 어리순은 식용.

- 분포 : 전국에 자생하고 중국 동시베리아에 분포한다.
- 약효 : 정혈, 강장, 정력제로 사용한다.
- 사용법 : 뿌리 또는 건초 15g을 물 1L로 데워 1일 2-3잔을 마신다.

큰꽃 엉겅퀴 또는 큰엉겅퀴는 온대 중북부를 선호하고 정혈효과가 높은 것으로 보여지며 국화와 엉겅퀴 종은 대체로 정혈작용이 높은 약초이나 야지에 분포하므로 비교적 구하기 쉬운 약초다.

예로부터 민간에서 황달에 걸려 얼굴이 누렇게 뜨면 엉겅퀴 삶은 물을 먹여 병을 고치곤 했다는 기록이 있다. 엉겅퀴가 간과 담낭 질환 및 황달에 뛰어난 약효가 있다. 주 성분 실리마린의 작용으로 식물 전체가 효력이 있다. 요통, 신경통, 관절염에도 효과가 있음이 알려졌다.

6	소나무	(육송,솔,솔나무,암솔) Pinus densiflora Sieb & Zucc. 적송, 음송(漢). Japanese red pine(英). Aka-matsu(日)

우리나라 전역과 일본, 중국, 시베리아에 분포하는 상록성 침엽수이다. 높이 25-30m의 교목. 줄기 윗부분의 수피는 적갈색. 잎은 2개씩 단지(短枝)에 붙고, 침형으로 길이 8-9cm. 꽃은 암수한그루. 수꽃송이는 햇가지의 밑부분에 붙고 긴 타원형으로 황색임.

암 꽃송이는 햇가지의 끝부분에 붙고, 난형, 자색임. 열매는 구과, 원추형. 실편은 70-100개. 씨는 타원형으로 흑갈색이며 긴 날개가 있음. 개화

기: 5월, 결실기: 꽃이 핀 다음 해 9~10월

- ■ 용도 ; 관상수, 건축재, 조각재, 선박재, 펄프재, 침목, 갱목, 탄재(炭材)
- ■ 약효 ; 상처, 궤양, 류머티즘, 관절염, 부종, 습진, 만성설사를 치료한다.
- ■ 사용법 ; 송지를 환약으로 만들거나 알코올에 담가 마신다. 잎은 20g을 물 1L로
  달여 마신다. 외용약으로는 환부를 씻고 찜질한다. 송화가루는 15g을
  물 1L로 달여 1일 2~3잔 마신다.

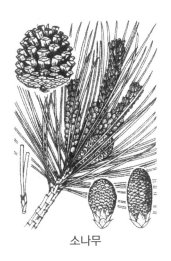

소나무

　예로부터 소나무가 많은 한국에서는 솔잎이 불로장생의 상징으로 여겨
졌다. 우리 조상들은 솔잎을 장기간 생식하면 늙지않고 몸이 가벼워지며
힘이 나는 것을 알고 있었다. 또 흰 머리가 검어지고 추위와 배고픔을 모른
다고도 했다.

　솔잎엑기스 관련제품들은 강력한 항산화제로 암의 예방과 노화를 방지하
고 피를 맑게하는 정혈 성분인 플라보노이드 성분이 함유되어 있다. 이중 기
능성이 우수한 프로안토시아닌과 폴리페놀이 다량으로 들어있어 혈액순환
에 큰 도움을 준다.

적송유는 '혈관청소'에 딱이다. 솔잎 증류 추출액으로 청정지역의 붉은 소나무(적송) 솔잎을 채취하여 고압세척 후, 최첨단 다단계 분별증류 추출법을 통해 추출 후 고순도로 정제한 제품이 큐라파(Q Rapha)이다. 특히 한국 식약청(KFDA)에서 혈당조절에 효과가 있다고 했으며 당뇨 예방 및 건강한 혈당관리에 많은 도움을 주는 것으로 알려져 있다. 또한 적송유는 노화되어 탄력을 잃은 모세혈관을 확장시켜 특히 손발이 저린 사람에게도 좋다. 솔잎 증류추출액에 강정(정력증진)과 피부미용에 좋은 토코페롤(비타민 E 10mg)을 함유하고 있다.

– 솔잎성분의 주요작용을 보면 –

*혈액 순환 작용

솔잎 속의 테르핀이 콜레스테롤과 몸 속의 노폐물을 녹여서 모세혈관을 통해 땀구멍으로 배출해 준다. 큐라파 솔잎엑기스 진액골드2팩(200㎖)을 욕조에 넣고 목욕을 하면 혈액순환에 더욱 효과가 좋다.

*고혈압, 동맥경화, 심장질환 정상화 작용

"솔잎은 혈액내의 콜레 스테롤, 노폐물 등을 제거해 주어 혈액순환이 원활해지므로" "고혈압, 저혈압, 동맥경화를 정상화시키는 작용을 함과 동시에 폐기능도"강화시켜 준다.

*조혈 및 정혈작용

솔잎의 성분은 피를 맑게하고 피를 만들어 주는 조혈작용을 한다.

*위장 강화작용

"위장병, 위궤양 등 오래된 속병을 치료하고, 건강한 위장을 만들어 준다."

*암 예방 효과

솔잎은 암을 유발하는 주된 인자인 활성산소를 제거하는 기능이 탁월하여 암을 예방하는 건강식으로 아주 좋다.

*항산화 작용

항산화 작용이 강하여 피로회복 및 알코올 분해 작용을 한다.

*기타

"당뇨, 변비, 악성 피부병, 독감, 다이어트, 정력강화 등에 효과가 있는 것으로" 알려져 있다.

*명현 반응(호전 반응)

큐라파 생식과 솔잎엑기스 복용시 여러가지 치유효과가 나타나 복용하기 전과 다른 현상들이 몸속에서 일어난다. 이것은 부작용이 아니고 몸이 호전되는 과정에서 나타나는 자연스러운 현상이며, 치유되면서 점차 정상으로 돌아 온다.

사람들의 몸에 큐라파가 들어가면 체질개선과 더불어 자연 치유력이 회복되기 시작하여 체내에 남아있던 독소 물질들을 일시에 대량으로 몸밖으로 내보내게 된다. 이렇게 단기간에 일어나는 변화를 겪어야 병이 회복되는데 이때 일어나는 몸의 갑작스런 변화를 명현반응이라고 한다. 큐라파를 복용하면 균형을 상실한 장기들이 그 기능을 회복하여 균형을 잡기 시작한다. 이때 몸안에서 약간의 혼란이 일어나게 되는데 이것이 명현 반응이다.

〈2〉 국외에 자생하는 정혈 효과가 뛰어난 약초

1	성장	Bulnesia sarmientoi Lorentz, Gonoptera(남가새과) Black-tigerwood(英), 聖杖(漢)

상록교목으로 높이 10-15m로 자란다. 가지를 많이 치고 잎은 작고 수관도 빈약하며 위로 향한다. 방향성으로 꽃은 엽액에서 자란 꽃대에 피고 과실은 삭과를 맺는다.

무역 상품명은 'Vera' 또는 'Verawood"라고 하며 성스러운 목재로 알려졌고 'ibiocai'라고 부른다.

- ■ 분포 : 남아메리카에 8종 분포하고 베네주엘라, 아르헨티나, 파라과이 차코 지역과 볼리비아에서 자란다.
- ■ 약효 : 혈액정화, 매독, 류머티즘, 통풍, 발한, 이뇨, 좌골 신경통, 거담, 만성기관지 천식, 폐결핵, 이질, 상처, 나병 등을 치료한다. 나무가 여러 색깔로 변한다.
- ■ 사용법 : 나무 10~30g을 물 1L에 달여 1일 3~4잔을 마신다.

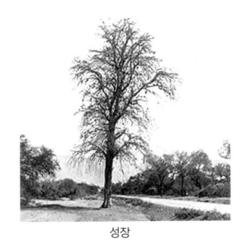

성장

성장은 남위 22도 선에 생장하여 2가지가 있으며 목질부가 검은 것과 붉은 색이 있으며 모두가 약효는 같다.

이 나무는 우리 이름 명명에 있어 학명이나 전래명을 순수화 표음으로 부른것이 아니고 표의를 부여했다.

영명은 호랑이 나무라 했으나 스페인어로는 성인의 지팡이(모세의 지팡이)이므로 홍해를 가른 기적의 나무로 성서를 인용했다.

－ 김기현 [원색세계약용식물도감] 777 참조

상록교목으로 높이 8-12m, 줄기는 회색이고 잎은 우상복엽으로 4-5개의 광타원형으로 밑은 둥글고 끝은 뾰족하다. 엽연은 밋밋하고 꽃은 엽액으로부터 자란 꽃대에 산방화서로 핀다. 과실은 삭과로 황색 2-5개의 종자를 내장한다.

- 분포 : 열대식물로 남아메리카, 아르헨티나, 브라질, 바하마, 자마이카, 쿠바, 산토 도밍고에 분포한다.
- 약효 : 정혈, 해열, 이뇨, 피부관리, 생리폐지, 천식, 기관지염, 만성 기관지카타르, 나력, 통풍 등
- 사용법 : 목재를 잘게 썰어 한 주먹을 물 1L로 20분간 달여 1일 2-3잔을 공복에 마신다.

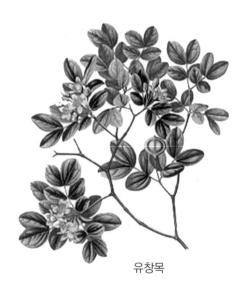

유창목

유창목은 자마이카의 나라 꽃이며 성장과 쌍벽을 이루는 효능을 지니며 뛰어난 정혈효과를 가진다. 성장이 남위 22도선에만 분포하는데 반하여 이 나무는 아르헨티나, 브라질, 바하마, 자마이카, 쿠바, 산토 도밍고 그리고 베네주엘라에 분포하고 정혈작용이 뛰어나서 혈액의 오염에서 오는 질환을 치료하는데 효과적인 약효를 발휘한다.

유명한 약용식물학자 Sanchez L Brador는 학명 Guaiacum officinale인 이 약초를 성장나무와 동일시하고 있다. 매독의 질환을 치유시키고 류머티즘, 통풍을 치유시킴으로 요산의 제거에 작용하는 동양에서는 찾을 수 없는 수종으로 옛부터 서양에 창궐한 매독을 치료하는데 유럽사람들은 무역을 통하여 금값으로 거래했다. 더욱 나병을 치료할 수 있다고 기록된 바 이러한 지병으로 고통 받는 사람들에게 구원의 길이 열릴 수 있는 약용식물로 본다.

| 3 | 정혈수 | Croton salutaris CASAR (대극과)
Weet-wood-seaside-balsam(英) |

상록관목으로 줄기에는 털이 나고 잎은 어긋나고 도란형으로 엽병이 길며 밑은 둥글고 끝은 뾰족하다. 엽연에는 잔가지가 있고 줄기정상에 화경을 세워 꽃은 총상화서로 핀다. 과실은 삭과를 맺는다.

- 분포 : 열대, 아열대에 분포하고 남아메리카 브라질과 이웃나라에 자란다.
- 약효 : 정혈, 강장, 매독성 궤양, 기관지카타 등을 치료 한다.
- 사용법 : 수피 20g을 물 1L로 데워 1일 3-4잔을 마신다. 30g을 물 1L로 달여 매독성 궤양의 환부를 씻는다.

현재의 남아메리카 국경선은 역사적으로 크게 변동이 있었고 특히 스페인을 몰아내는데 혁혁한 역할을 한 장군 Sanmartin은 남미 여러 나라에서 함께 추앙하는 인물이고 그 후 3개국이 행한 차코전쟁은 아르헨티나와 브라질이 영토를 넓히고 볼리비아, 파라과이는 많은 영토를 잃어 바다가 없는 나라가 되었다.

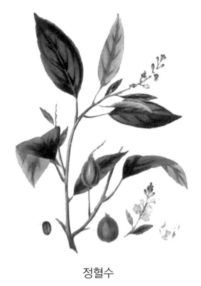

정혈수

이 지역에서 자라는 정혈수는 대극과 식물(대극과는 독성이 있는 식물이 많음)로 브라질 약초로 원서에 기록되었으나 다른 나라 원서에는 없다.

새로 발견되는 약초들이 상당한 연구와 실험을 하였다 할지라도 문헌에 나타나지 않는 이상 알길이 없다. 이 나무는 정혈에 뛰어남으로 정혈작용을 통하여 치유를 얻는 효과적인 약초로 생각한다.

| 4 | 산 피막이 | Hydrocotyle umbellate L (산형과)
Water pennywort(英), Himechitome(日) |

다년생 초본식물로 높이 20cm 정도로 자라고 지상을 기는 덩굴성이며 잎은 둥근 심장형으로 엽맥이 방사상으로 중앙부에 긴 엽병이 있고 엽연은 방사 엽맥을 따라 규칙적인 파상을 이룬다. 꽃은 엽액에서 자란 긴 꽃대에 백색 산형화서로 핀다.

- 분포 : 열대, 아열대에 분포하고 남아메리카 브라질, 리오데자이네로, 아르헨티나, 부에노스아이레스의 강연안 습지대에 자란다.
- 약효 : 정혈, 이뇨, 강장, 비장과 장 질환, 지사, 수포진, 류머티즘, 나병, 백선, 두창, 매독, 간장염, 간혈열, 기미, 주근깨를 없앤다. 스리랑카에서는 알려진 약으로 이용하고 새잎이 약효가 큼.
- 사용법 : 뿌리 20g을 물 1L로 달여 1일 2잔을 아침 공복과 점심 30분 전에 마신다. 나병치료에는 뿌리 10g, 밀옴브레5g, 유창목20g을 조제하여 10분간 끓여 1일 3잔 마시고 환부를 씻는다.

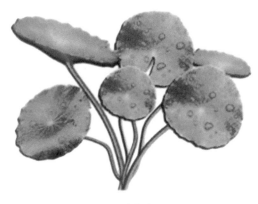

산 피막이

산피막이 식물은 산형과(미나리과) 식물로서 열대에서 아열대에 자라며 문헌에는 성장나무와 조제하여 나병을 치료하는 효능을 가진·초본식물이라고 했다.

분량이 넘치면 유독하나 신체의 정혈작용이 뛰어나 불치의 병이라고 하는 질병에 사용하여 뛰어난 효과를 보이므로 앞으로 연구해야 할 매우 전망이 밝은 약용식물임을 확신한다. 여러이름 Gotu Kola, Indian Penny Wort, Marsh Penny, Brahmi 등

4	사비나 향나무	Juniperus Sabina L (측백나무과) Sabine(英),

평안 북도와 함경북도를 제외한 우리나라 전국에 분포하는 상록 교목. 1-2년생 가지는 녹색, 3년생 가지는 암갈색. 잎은 대생 또는 3윤생. 침엽의 윗면은 들어가고, 2줄의 흰색 기공대가 있으며, 뒷면은 녹색, 비늘잎은 난상 마름모꼴, 윗면에 불분명한 선점. 꽃은 암수한그루. 가지끝에 붙음. 수 꽃송이의 비늘잎은 14개, 비늘잎 안에 4-5개의 꽃밥이 있음. 앞꽃소이의 비늘잎은 4개, 비늘잎 안에 배주가 보통 4개. 구과는 육질로 된 구형이며, 흑자색, 개화기: 4월, 결실기 : 다음해 10월.

- 용도 : 관상수, 조각재, 가구재, 향료, 줄기의 심재는 약재다. 나병치료에는 뿌리 10g, 밀옴브레5g, 유창목20g을 조제하여 10분간 끓여 1일 3잔 마시고 환부를 씻는다.
- 분포 : 유럽, 아시아, 아메리카에 고루 분포하고 남아메리카 칠레, 아르헨티나에

생육한다.

■ 약효 : 혈액정화 , 생리조정, 간장염, 비뇨생식기 질환을 치료한다.

■ 사용법 : 수피와 목질부 20g을 물 1L로 달여 1일 2~3잔을 마신다. 외용약으로는
30g을 물 1L로 달여 국부세척을 병행한다.

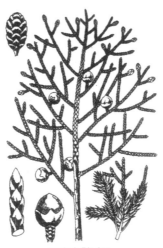

사비나 향나무

사비나 향나무는 우리나라에 없는 약용식물로 아르헨티나에 많이 자라는
이 식물은 우리나라 남부 지방에 적응 가능하므로 분포지역으로 본다. 같은
입지조건에서 생육이 가능해도 알지 못하면 찾을 수 없다.

혈액의 정화제로 50대 여자분의 생리가 적고 농후하여 나이 탓으로 돌렸
는데 탕제사용 3일만에 생리가 젊었을 때와 같이 양과 색이 많고 선명한 것
에 놀랐는데 정혈작용이 우리 인간에게 얼마나 건강 회복의 핵심이 되고 활
력을 주는 가를 증명하고 그 후 10년 이상을 고통받아 잠 못 이루던 견비통을
치유한 사실에서 약효 중 정혈작용을 하는 성능은 가장 기초를 이루는 치유
의 길임을 증명하고 있다.

이상에서 한국의 약용식물 6종과 한국이외의 약용식물 5종을 들어 설명했으며 이 중에서 비록 제시하지 않은 약용식물일지라도 도감에 약초의 효과를 표시하는데 첫번째가 정혈효과일 때에는 치유를 기대할 수 있고 반드시 국부세척을 10-20분을 1일 2회 하고 적당한 운동을 하며 채식과 진정제인 상추를 섭취하고 평온한 생활을 유지하며 피의 오염을 막으면 효과는 배로 올릴 수 있다.

이것은 열을 받지 말고 열의 제거 방법으로 신열에 균형을 만들면서 소화를 정상화시켜 약초이용의 효과를 극대화할 수 있다는 이론으로 자연의학과 약초이용을 접목하는 자연치유로 스스로 자기병을 고치는 방법이다.

만일 여기에 제시한 방법으로도 이룰 수 없으면 진흙요법을 도입하여 배에 진흙 찜질을 하는 것은 매우 효과적인 소화 정상화의 길이기도 하다.

b. 정혈효과가 좋은 약초

지상에는 38만 종에 이르는 식물들이 있는 것으로 알려졌다. 이중 약으로 사용할 수 있는 약용식물이 세계보건기구의 기록에 의하면 전 세계에 약 2만 가지의 약용식물이 기록되어 있다. 약용식물체에는 여러 질환의 치유와 건강증진에 뛰어난 효과를 나타내는 미지의 성분들이 함유되어 있다.

김기현의 저서 "원색세계약용식물도감"에는 전체 2,320종 중에서 정혈작용에 뛰어난 약초가 306종 소개되고 있다. 이들 중 대표적인 식물명은 다음과 같다.

*정혈작용을 하는 약초

부처손	솔잎란	사시나무
붉은울티카	동백나무겨우살이	겨우살이
화살덩굴	며느리밑씨개	나도하수오
좁은잎마디풀	수영	둥근소리쟁이
미국수영	아마존분꽃	대나물
장구채	개별꽃	쇠별꽃
별꽃	말랭이나물	벨벨비름
쇠비름	병아리비름	미국월계
생강나무	로렐배	매발톱꽃
비꼬깔	미국매자	꿩의다리아제비
연꽃	개연꽃	모란
꽃대	아리스토로궤아	미국쥐방울
고추나물	애기고추나물	들현호색
현호색	댓잎현	서양현호색
워터크래스	돈나무	산사나무
제양딸기	큰뱀무	뱀무
양지꽃	나무딸기	쉬땅나무
골담초	석결명	된장풀
비짜루콩	토끼풀	국화쥐손
이질풀	성장	유창목
디바리카	남가새	브라질파두
브라질뇌조목	들대극	정혈수
제비대극	광대싸리	붉은개브라쵸
옻나무	비둘기지팡이	고로쇠나무
베르날이스	노박덩굴	참희나무
참빗살나무	고추나무	까마귀벼개

담장이덩굴	타루마이	돈카로리나
아메리카시다	카사리아	제비꽃
고깔제비꽃	판지	아조개덩굴
에스페리나	발레리아	시포카리오
아메리카쿠페아	부처꽃	음나무
일당귀	참당귀	당당귀
작은잎전호	약당근	천궁
산피막이	산형피막이	진달래
까치수염	큰까치수염	좀가지풀
서양앵초	브라질 갯질경이	과자꼬
미국광나무	목서	바바도꽃
프루메리아	아구아이로	마삭줄
당솜	바사나칸자	스노우베리
호자나무	루체아	꼭두서니
메초아카	서양익모초	쉽사리
단삼	배암차즈기	마나카
구기자나무	서양배풍등	브라질조아
사관목	능소화나무	크래센티아
움볼트능소화	미국능소화	황금라파초
서양모래지치	수염가래꽃	따빼꾸예
톱풀	멸가치	우엉
치르카	조뱅이	잇꽃
감국	들치코리	엉겅퀴
큰꽃엉겅퀴	아메리카금불조	백한련
브라질금혼초	곰취	머위
베나도풀	골덴시스틀	방가지똥
우산나물	아스파라가스	나도옥잠화

브라질명감	칠레명감	무릇
청미래덩굴	멕시코명감	미국청미래덩굴
용설란	도꼬마리	사프란
그라디오라스	등심붓꽃	미국등심붓꽃
좀부들	구주개밀	몰대
검은방동사니	매자기	코페르니카
카르나바야자		

Total 179 종

c. 쇠뜨기 (Equisetum Arvense L.) 약초의 수난

1989년부터 1993년까지 서울 경동시장 약재상에는 쇠뜨기 풀의 건재가 수북수북 쌓여 있었다. 그 이유는 어느 박사께서 암 예방에 쇠뜨기가 매우 좋은 효능이 있다는 사실을 말씀한 결과였고 그 약재가 많은 사람들이 이용하는 과정에서 신장에 손상이 이루어져 병원에 입원 또는 치료하는 사례가 많아졌다.

1993년 어느날 저녁 TV에서 다른 유명한 분이 그것은 별로 약용 가치가 없다는 선언으로 그 약재는 시장에서 차취를 감추었다.

우리가 생각해 볼 때 약효는 그대로인데 학자님의 말씀 한마디에 약효가 있었다 없었다 하는 사실은 좀 이상하지 않는가? 쇠뜨기의 약효는 확실하다. 단, 사용방법에 따라서 다른 결과가 나타날 수 있다. 약도 지나치게 다량을 복용하면 해로울 수 있다.

쇠뜨기 풀은 포르투칼어 스페인어로 모두 원서에 설명이 있으나 아메리카 약초 탐방에서 진수를 이루는 브라질에서 초판하여서 23회째의 기록된 파라과이 발행 저서에만 상세히 찾을 수 있고 기타 원서에는 소홀히 취급되여 있다.

여기에서 시사하는 바는 현대 문명 속에서 진보를 거듭하는 처방의약에 묻혀, 500년을 두고 내려오는 우수한 약용식물도 함께 위기에 처하여 인간의 건강을 후퇴시키는 요인이 되고 있음을 절감하고 앞으로 불치의 병(암 또는 에이즈 같은)치유기술에 보다 진취적으로 연구하는데 힘써야 할 것으로 본다.

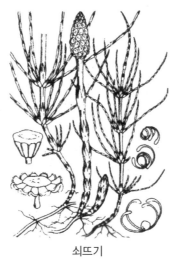
쇠뜨기

김기현은 남아메리카에서 약초를 탐방하던 중 쇠뜨기 풀을 가져가는 사람들을 자주 만났다. 물론 한국의 그것보다 크다. 거꾸로 들면 말꼬리 같다. 그래서 라틴아메리카 사람들은 말꼬리 "꼴라 데 까발요"라고 부른다.

우리나라의 논밭 두렁 습윤지에는 쇠뜨기 풀이 풍성하다. 김매기에 힘들게 뿌리가 깊이 박히므로 제거하는데 매우 힘들어 경작자들이 혐오하는 식물이다. 물론 하천변에도 많이 자라지만 홍수로 인한 오염지에서 자란 것을 사용하는 것은 적합하지 않다.

그러나 청정한 곳에서 얻을 곳은 많고 우리나라는 가히 이 약재의 보고(寶庫)라고 말할 수 있다. 깨끗이 조제하여 사용자에게 정량을 공급한다면 국민건강에 매우 좋은 약재가 될 수 있다. 어떤 과정이 있었을지라도 약효는 변하지 않기 때문이다.

어느 학자가 말하기를 노환으로 죽는 것은 열 때문이라고 했고 열 즉 신열은 자동차 엔진이 열을 받은 것과 같아 수명이 감소된다고 했다.

"해열작용"에 뛰어난 것이 쇠뜨기다. 이뇨, 일혈, 소염, 지혈, 부종, 정맥류, 심장질환, 바세도우씨 병, 자궁염 백대하를 치료하고 어떤 기록에는 정혈제라고 기술하고 Tadeo 신부는 한 사람이 일혈로 인한 고통 때문에 의사도 절망상태였으나 이식물의 증기욕으로 죽음의 갈고리를 뽑아내었고 타박상, 부종, 상처와 궤양, 부폐, 암성 궤양 등에 끓여 세척한다고 했으며 코의 일혈에 증기를 마시면 치유효과가 뛰어나고 구토 토혈에 차로 달여 마시고 신장, 간장, 비장, 방광, 수포진, 요도, 폐색 요도석, 방광결석, 치질, 혈의 정체, 호흡의 악취, 위의 정화, 피부병 등을 치료한다고 쓰고 있다.

Tadeo 신부는 서양의 약용식물 발전에 크게 공헌한 학자이다.

쇠뜨기의 보고인 우리나라에서 하나의 기업화로 전세계의 약용식물로 각광을 받도록 개발하는 것은 매우 타당한 일로 본다.

이 출중한 약초가 어째서 수난을 겪어야 했는가를 규명하면 쉽게 풀릴 수 있다. 그 원인을 다음과 같이 분석한다.

1) 분량을 측정하지 않고, 흔히 보아 왔고, 매우 낯익은 약초이므로 소홀히 취급했으며 처음부터 대중매체를 통하여 정확한 용량을 제시하지 않은데서 온 부작용이었을 것으로 본다.

2) 웹사이트에서 보면 오염된 약재를 사용하여 부작용이 컸다고 되어 있는데 이는 전혀 무시될 원인은 아니지만 또한 사용한 분량이 지나치면 신장을 손상한다고 "김기현원색세계약용식물도감"에 기록하고 있다.

d. 로즈메리 (미질향) Rosemarinus officinalis L (꿀풀과) Rosemary(英), Mannenrou(日)

상록 관목으로 높이 1.5m 정도로 자란다. 가지를 친다. 잎은 성형으로 돌려난다. 전초가 방향성으로 꽃은 작고 밑으로 향하며 백색 또는 연분홍색으로 핀다.

- 분포 : 매우 많은 종류가 있고 남부 스페인과 북아프리카 지중해 연안에 분포하며 향료, 약용, 장식용으로 재식한다. 섭씨 10-15도 이상의 기온에서 자란다.
- 약효 : 신경, 심장의 안정, 강장, 혈액, 체액과 위장의 정화, 건위, 간장, 신장염, 수종, 구풍증, 발한, 흥분, 소화촉진, 진통, 괴저성 상처, 류머티즘, 관절염, 뇌졸증, 중풍, 마비, 챗머리, 항균, 살균, 생리조정에 사용하고 향수, 조미료로 쓴다.
- 사용법 : 잎, 꽃 20g을 물 1L로 달여 1일 2잔을 마신다. 탈모 방지에는 30-40g을 물 1L 또는 도수 높은 술에 담가 두피 마찰을 한다. 괴저성 상처와 류머티즘 관절염에 찜질한다. 잎 20g을 라벤다, 유카리 잎 각각 10g을 조제, 1L의 개로 센에 담가 일주일이 지나 류머티즘, 뇌졸증, 중풍환자의 지체를 문지르면 챗머리와 마비를 저항한다. 꽃 또는 순 20g을 물 1L로 또는 백포도주에 끓여 먹으면 정혈작용에 좋다.

팔방미인 로즈메리의 약효나 효과를 좀더 자세히 살펴보자. 로즈메리는 향이 강해 자극제로 사용하기에 좋다. 악취가 나는 화장실이나 욕실등에 두면 좋다. 생잎 몇개 보다 화분으로 놓는다.

향이 강한 로즈메리는 졸음을 쫓고 집중력과 기억력을 좋게하는데 큰 도움이 된다. 로즈메리가 함유된 오일로 피부 마사지를 하면 주름을 개선하고 노화를 방지하는 효과가 있다. 로즈메리는 두피를 건강하게 해 탈모와 비듬을 방지하므로 샴푸의 천연원료로 사용되기도 한다.

로즈메리 잎은 항균효과가 있어 방부제로 쓰기에 좋고, 차로 마시면 원기를 회복하고 소화불량, 혈액순환 촉진 등에 도움이 된다.

로즈메리가 좋다고 오용하거나 과용하면 안 된다. 로즈메리는 간이나 신장에 자극을 주는 케톤(Ketones), 알데하이드(Aldehydes) 성분이 많이 함유돼 있다.

따라서 로즈메리를 강한 농도로 수년간 사용하는 것은 바람직하지 않다. 특히 간이나 신장의 기능이 약한 사람은 조심하고 자극에 민감한 임산부와 어린이, 노약자도 주의를 기울인다.

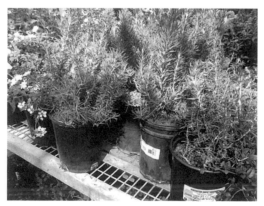

미질향(Rosmarinus Officinalis)

로즈메리의 똑쏘는 향은 기분을 좋게 한다. 로즈메리의 생잎을 흔들거나 손으로 만져 향을 맡을 수 있지만, 번거롭다면 아로마 향이나 초를 이용한다. 스트레스를 많이 받거나 우울한 날, 로즈메리나 아로마 향을 흡입하거나 초를 켜두면 얼마 지나지 않아 머리속이 맑아지면서 편안해 지는 것을 느낄 수 있다.

발은 신체의 모든 장기가 모여 있는 인체의 축소판이다. 발을 잘 관리하면 두통, 편두통, 생리통, 감기, 피로감, 발 통증 등이 완화된다.

세수대야에 따뜻한 물을 담고 로즈메리 에센셜 오일 5-6방울을 떨어뜨린 뒤 10-15분 발을 담근다.

로즈메리에는 항산화 성분이 많이 들어 있어 세포를 젊고 건강하게 만들고 특유의 신선한 향기가 뇌기능을 활성화 한다. 따라서 뇌졸중, 알츠하이머 등의 신경질환으로부터 뇌를 보호하는데 좋다.

차나 쥬스, 육류 요리를 통해 섭취하거나 향, 초를 통해 향기를 흡입하면 뇌기능을 활성화 하는데 도움이 된다. 로즈메리를 베갯 속에 넣는 것만으로 '건강베개'를 만들 수 있다.

로즈메리는 두통이나 편두통을 완화하고, 감기등을 예방한다. 말린 로즈메리를 헝겊주머니에 넣어 베갯 속에 넣으면 된다. 시판하는 '로즈메리 베갯 속'을 이용해도 된다.

유리병에 로즈메리 생잎과 로즈메리 생 잎 8배가량의 식초를 넣고 밀봉해 2주간 숙성시킨다. 로즈메리 향이 우러나면 생 잎을 빼낸 뒤 드레싱으로 사용한다. 채소 샐러드 드레싱으로 알맞다.

향이 강한 로즈메리는 육류 요리를 할 때 넣으면 좋다. 돼지고기를 굽거나 조릴 때 로즈메리를 넣으면 누린내가 나지 않고 향이 좋아진다. 육류를 양념 등에 재울 때 로즈메리를 넣으면 변질이 않돼 신선도가 오래 유지된다.

로즈메리가 살균과 산화 방지 작용을 해 보존률을 높이기 때문이다. 육류 요리에는 로즈메리 생 잎이나 말린 것 모두 사용할 수 있다.

말린 로즈메리는 물에 한 번 씻어서 사용한다. 로즈메리는 기침, 감기, 만성기관지염, 천식 등의 증상 완화에 도움이 된다. 말린 로즈메리를 따뜻한 물에 우려 차로 마시면 호흡기 질환에 도움이 된다.

소주 같은 높은 도수의 술에 로즈메리를 담가 놓으면 술이 순해진다. 또한 로즈메리는 숙취 해소에 효과가 있다. 도수가 높은 술을 마실 때 로즈메리 생 잎을 깨끗이 씻어넣고, 술을 마신 뒤에는 로즈메리 차를 마시면 도움이 된다.

로즈메리를 목욕할 때 사용하면 혈액순환을 좋게해 온몸이 개운하다.

피곤한 근육을 치료하는 효과가 있어 몸이 찌뿌드할 때 사용하면 큰 효과를 볼 수 있다. 로즈메리 입욕제는 에센셜 오일이 대표적이다. 목욕물에 한두 방울 떨어뜨리기만 하면 된다.

말린 로즈메리 가루 낸 것을 사용하기도 한다. 목욕물에 한스푼 정도 넣는다. 목욕할 때 로즈메리 아로마 램프를 켜는 것도 좋다. 심호흡을 통해 향을 들이 마시면 긴장이 풀어진다.

로즈메리 생 잎을 따 홍차나 레몬 쥬스에 넣어 마시면 입안이 향긋해 진다. 로즈메리는 피로를 해소하는 효과가 있으므로 건강에 좋다. 미질향이 없는 곳에서는 노간주 나무를 대용할 수 있다.

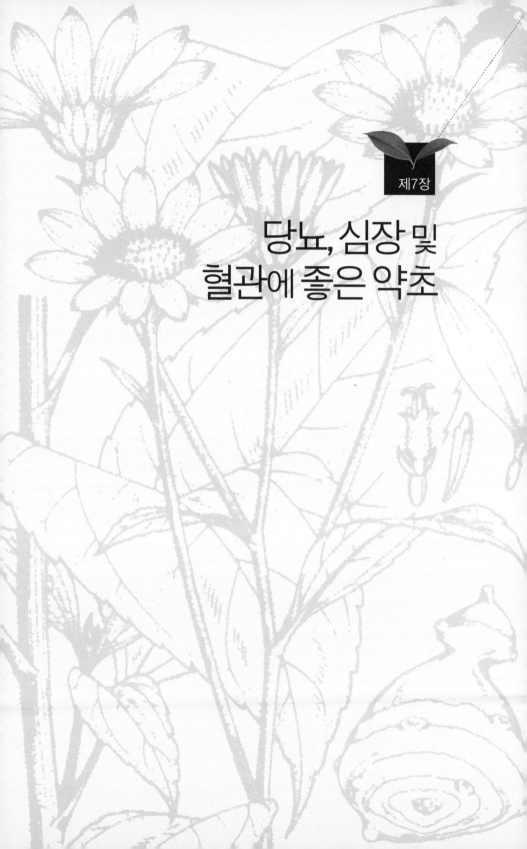

제7장

당뇨, 심장 및
혈관에 좋은 약초

1. 당뇨병에 좋은 약초 10종

당뇨병은 혈당치가 높아지는 매우 까다로운 신진대사의 장애에서 오는 질환이며 대체로 그 질환의 양상에 따라 환자를 여러가지로 분류할 수가 있다. 유전적으로 오는 환자가 있는가 하면 중년에 와서 발생하는 경우도 많다.

당뇨병은 수명을 단축시키고 나중에는 투석에 이르므로 한정된 삶을 예측케 한다. 그러나 중년에 생기는 이 질환은 과로, 저항력 의 부족, 배설의 장애 등 세가지 원칙이 결여되므로 생기는 경우가 대부분이다.

배설의 세가지 중 가장 중요한 것은 피부에 의한 배설이라고 생각한다. 피부는 제2의 폐이고 제2의 신장이다. 피부를 활성화하는 운동, 마찰, 노출 등으로 대기, 태양, 산소 등을 흡수하고 또한 노폐물의 배설을 통해 이 병을 예방할 수 있다.

비록 혈당치가 높더라도 내릴 수 있고 치유의 길로 들어 설 수 있다.

대변은 구린내를 중시하고 섭생에 있어서 입맛에만 따르지 말고 교정적 식이요법으로 고루 채식 위주로 하고 만약 육류를 섭취하면 상추를 육류의 3배 분량을 먹는 노력을 해야 한다.

땀을 많이 흘리므로써 신장의 과도한 작동을 감소시켜주는 일을 한다. 이는 원거리를 달린 차가 열을 받은 엔진을 식혀 주듯 사회적으로 계속 연구 발표되는 식이요법에 편승하여 실천함이 바람직하다.

약초에 대해서는 정혈요법을 병행하여 사용하여야 한다. 자연 치유체계는 혈액순환을 통해 손상된 부위에 에너지와 영양 물질을 운반한다.

그러나 혈액순환 장애의 결과로 조기에 동맥경화가 발생하여 급속히 진전

해가는 당뇨병 환자들의 경우에서 혈액순환 장애가 자연 치유체계를 약화시킨다는 사실을 생생하게 볼 수 있다.

당뇨병 환자들의 경우에는 피부에 조금만 상처가 나도 커다란 난치성 궤양으로 발전 할 수 있기 때문에 발을 다치거나 베이지 않도록 주의해야 한다. 불충분한 혈액순환으로 인해 신체가 상처부위로 충분한 영양과 산소, 그리고 면역활동을 제공할 수 없게 되기 때문이다. 여기에 손쉽게 구할 수 있고 임상에서 얻은 효과적인 약초 10가지를 소개한다.

| 1 | 무화과 나무 | Ficus carica L (뽕나무과)
Common(英), Itiziku(日), 無花果(漢) |

낙엽 소 교목으로 높이 4m로 자라고 수피는 회백색이며 잎은 두텁고

난형은 길이 20cm, 폭 18cm로 손바닥 모양으로 갈라지고 봄부터 여름에 걸쳐 엽액 주머니 같은 화서가 발달하며 속에 많은 꽃이 들어 있다.

과실은 길이 5-8cm로 계란 모양이며 8-10월에 흑자색으로 익는다.

- 분포 : 무화과류는 난대에 800종이 있으며 주로 인도네시아, 말레이시아, 대양주, 미국 동부와 제주, 경남, 전남에 분포한다.
- 약효 : 당뇨, 폐렴, 폐 카타르, 기관지염, 경련성기침, 해독, 장염, 변비와 치질을 치료한다.
- 사용법 : 과실 25g과 잎 20g을 물 1L로 달여 1일 2-3잔 마신다. 폐 카타르, 기관지염에 과실을 구어 커피로 마시고 매독성 질환에는 나무의 유즙을 1일 2스푼을 마신다.
- 참고 : 간장, 비장의 염증이 있으면 사용을 금한다. 유액은 단백질을 가수분해하는 효소가 있다.

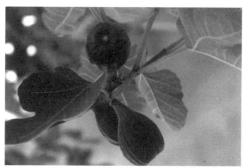

무화과(Ficus Carica)

　무화과 나무가지 끝의 작은 열매는 겨울에 나고 6-7월에 커지며 꽃무화
과, 여름무화과로 불린다. 봄에 새 가지에서 자라는 것을 가을무화과라고 하
는데, 모두 무화과로서 약용한다. 말린 열매에는 주로 구연산(citric acid), 사
과산이, 잎에는 스티그마스테놀(stigmasterol), 베르갑텐(bergapten), 피쿠
신(ficusin), 루틴(rutin) 등이 들어 있다.

　수치질 탈항 등의 치질에는 옛날부터 열매를 생식하면 좋다고 한다. 7-8
월에 생육한 잎을 따서 햇빛에 말린 후 주머니에 1-2웅큼 넣어서 목욕제로
이용해도 좋다. 또한 잎이나 열매를 딸 때 나오는 유액을 치질과 사마귀의 치
료에 쓴다. 사마귀 이외의 피부에 닿으면 피부염을 일으키므로 주의한다. 특
히 치질에 사용하면 풀독이나 가려움증이 생길 수 있다.

| 2 | 범꼬리 | Bistorta vulgaris HILL (매듭풀과)
Snake-weed(英), Ivukidorano(日), 拳參(漢) |

　다년초로 근경은 비후하고 흑갈색으로 수염뿌리를 내리고 줄기는 곧게 서

며 높이 50-80cm로 자란다. 잎은 모여 나며 엽병이 길고 피침형으로 끝이 뾰족하다. 꽃은 엷은 홍색으로 6-7월에 수상화서로 피고 원주형이고 꽃대는 길이 50-80cm 이다. 과실은 수과로 계란형이고 길이 3mm정도로 꽃받침에 싸여있다.

- ■ 분포 : 전국의 중북부 평야, 고산지대, 평원의 습지에 자라고 온대 유라시아의 북과 남 아메리카의 칠레, 아르헨티나와 이웃나라들에 50여종이 분포한다.
- ■ 약효 : 강력한 수렴제, 강장 완화, 간헐열, 혈우병, 생리과다, 사혈, 당뇨병, 상처, 궤양, 이질, 설사를 치료한다.
- ■ 사용법 : 강장, 간헐열에 뿌리 5g, 용담 5g에 물 1L로 달여 1일 3-4잔 마신다. 당뇨병, 혈우병, 내출혈, 마비에는 뿌리 20g을 달여 1일 3-4회로 나누어 마신다. 궤양, 암성 궤양에는 뿌리 20g에 라벤다 뿌리 20g을 첨가하여 물 1L로 달여 환부를 씻고 뿌리 분말을 환부에 뿌린다.

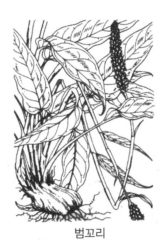

범꼬리

가을에 잎줄기가 누렇게 변할 때 땅속의 뿌리 줄기를 캐내어 물에 씻어서 흙과 잔 뿌리를 제거한 후 햇볕에 말린 것을 '권삼'이라고 한다.

권삼에는 타닌(tannin) 15-25%, 갈산(gallic acid), 에루산(erucic acid) 등

이 들어 있다. 설사에는 권삼을 1일 10g을 달여 먹으면 좋다. 또한 구내염, 치통, 편도선 등의 부기나 통증에 권삼 달인 액으로 하루에 몇 번씩 양치질하면 좋다. 습진, 풀독에는 권삼 달인 액을 차게 식혀서 헝겊에 적셔 환부를 냉습포 한다. 타박상, 염좌 등에는 권삼가루에 밀가루 조금과 식초를 넣고 반죽하여 환부를 냉습포하면 좋다.

3	아란다노	Vaccinium myrtillus L (진달래과) Ammonblue(英), Biruberi;kokemomo(日)

상록관목으로 높이 1m로 자란다. 잎은 어긋나고 난상 타원형으로 밑은 뾰족하고 끝은 둥글다. 엽연은 거치가 있고 꽃은 엽액에서 백색으로 종 처럼 처져 달리고 과실은 장과로 둥글고 붉게 또는 자주색으로 익으며 널리 약용한다.

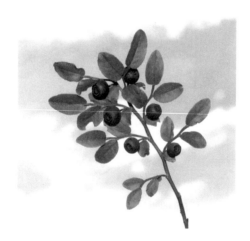

아란다노(Vaccinium Mvtilus)

- 분포 : 열대 산지 안데스 산, 남아메리카 여러 나라, 마다가스칼, 유럽에 자라고 울타리로도 심는다.
- 약효 : 당뇨병 수렴제, 소독, 지사, 위통, 구토, 수종, 괴혈병, 만성카타르 등을 치료한다.
- 사용법 : 장과 50g을 물 1L로 15분간 달여 3시간 간격으로 찻잔으로 마신다. 건과를 씹기도 하고 잎 20g을 물 1L로 달여 마시면 혈당치가 내린다. 여드름에는 뿌리분말을 뿌리고 잎에서 즙을 내어 물에 타서 양치질을 한다. 이질 설사에 장과분말을 마시며 어린이는 3g에 설탕 4g을 타서 3시간 간격으로 먹인다. 장과분말 5스푼을 소주 250cc에 붓고 보관하여 지사제의 상용약으로 사용하며 오래 저장할수록 좋다.

| 4 | 유카리프투스 나무 | Eucalyptus globulus Labill (정향과) Eucaliptus(英) |

상록 교목으로 높이 25-50m로 자라고 잎은 장타원상 피침형으로 끝이 날카롭고 엽병이 짧으며 엽연은 밋밋하다. 꽃은 엽액에 유백색으로 달리고 과실은 삭과를 맺으며 종자에는 유카립톨을 함유하고 잎과 함께 건조하면 강한 향을 내고 꽃필 무렵에 채취하여 약용하고 향수 및 화장품 제조에 사용하고 3-4년생은 제지공업에 쓰고 보다 자란 나무는 전선주로 사용한다. 몇개의 유사종이 있다.

- 분포 : 호주원산으로 섭씨9-10도 이상인 지대에 광범위하게 자란다.
- 약효 : 천식, 카타트성 임파선염, 기관지염, 악성기침, 방광염, 이질, 당뇨병, 발열, 독감, 백대하, 말라리아, 좌골신경통, 류머티즘, 심장 및 간장질환, 폐결핵을 치료한다.

■ 사용법 : 잎 20g을 물 1L로 달여 1일 2-3잔 마신다. 바질, 암바이, 서양딱총, 미국 노나무 수피 각 10g을 혼합하여 조제하면 보다 효과를 높힌다. 호흡기 질환에는 잎을 끓이면서 증기를 흡입하고 항부패, 상처, 궤양에는 잎 30g을 믈 1L로 달여 환부를 찜질하고 좌골 신경통, 류머티즘 신경통에는 생 잎을 찌어 환부를 찜질한다.

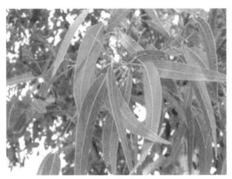

유카리프투스

5	뚱딴지	Helianthus tuberosus L (국화과) Jersalem artichoke(英), Kikuimo(日)

다년생 초본으로 높이 2m로 자라고 전초에 강모가 있고 뿌리는 피근을 형성하며 잎은 어긋나고 난상 타원형으로 엽병이 있고 끝은 뾰족하고 거치연이다. 꽃은 줄기 상단부 엽액에서 가지를 뻗고 끝에 황색으로 피고 과실은 수과이다.

■ 분포 : 북아메리카 원산으로 우리나라 전국에 자라고 남아메리카 거의 전역에 분포한다.

■ 약효 : 골절, 해열, 당뇨병, 소화불량을 치료한다.

■ 사용법 : 뿌리와 줄기 20g을 물 1L로 달여 1일 3~4잔 마신다. 소화 불량에는 뿌리를 구어먹고 잎을 끓여 발뒤꿈치가 딱딱한데 8일간을 바르면 부드러워 진다.

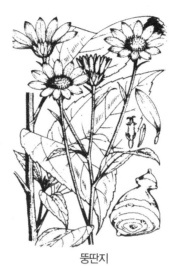

뚱딴지

6	콩	Glycine maxim (L)Merr (콩과) Soybean(英), Daizu(日), 大豆(漢)

1년생 초본식물로 높이는 50~60cm이며 꽃은 연한 자주색이고 7월 엽액에서 핀다. 과실은 협과로 선상 타원향이며 평평하고 5~6개의 종자를 내장한다.

■ 분포 : 중국 원산으로 알려지며 우리나라 전역에 자라고 열대, 난대, 온대에 잘 자라며 세계가 경작하고 대평원과 척박하고 건조한 땅에서도 품질이 우수하다. 강수량이 적고 바람이 세차도 잘 자란다.

■ 약효: 당뇨병, 해독, 이뇨, 각기병, 황달, 부종, 근육경련을 치료한다.

■ 사용법 : 콩 20g을 물 1L로 달여 마시고 당뇨병 환자는 콩 음식을 많이 먹는다.
(알부민과 지방을 함유한다)

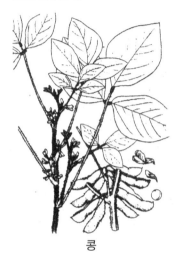

콩

약용으로는 검은 콩을 사용한다. 가을에 검은 콩의 씨알을 채집하여 햇볕에 말린 것을 흑대두(黑大豆)라고 한다. 이소사포닌(iso-saponin), 다이제인(daidzein), 글루타민산(glutamic acid) 등을 함유한다. 쉰 목, 목의 부기, 기침 등에 1일 8g을 달여서 설탕을 조금 넣고 식사 사이에 3회 나누어 마신다. 식중독에 걸리면 흑대두 달인 액을 마셔서 토하게 한다.

7	가라과타	Aechmea bromeliaefolia (Rudge) Baker (파인애플과) The pingium bromeliad(영)

다년생 초본으로 높이 2m로 자라고 잎은 무리지어 돌려나고 엽질이 강하고 피침형으로 끝이 예리하고 엽연에는 예리한 가시가 2-6cm로 총총이 박

히고 꽃은 줄기 정상에 선홍색 또는 황색으로 피고 뿌리는 길게 뻗고 3–5m

간격으로 새로운 순을 발아, 성장시키고 묵은 뿌리는 썩으며 새로운 뿌리에

서 반복적으로 번식하므로 군생의 상태를 형성한다.

- 분포 : 대서양 식생지의 대표적인 식물로 브라질, 아르헨티나, 볼리비아, 콜럼비
  아, 엘살바도르, 과테말라등 아열대에 주로 분포하고 척박한 메마른 불모
  지에 자리를 잡으면 접근할 수 없는 영역을 형성한다. 파라과이 까가수 근
  처의 노변에서 흔히 볼 수 있다.
- 약효 :, 당뇨병, 이뇨, 기침, 백일해를 치료한다.
- 사용법 : 당뇨병, 이뇨, 기침, 백일해 치료에 지하 경 20g을 물 1L로 달여 1일
  2–3잔 마신다. 기생충 제거에는 과즙 1스푼을 물 1잔에 타서 어린이는
  티 스푼으로, 어른은 스우프 스푼으로 1일 3–4스푼 마신다. 임산부가 강
  하게 마시면 유산의 위험이 있다.

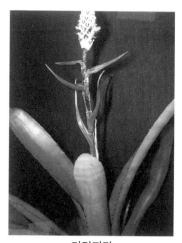

가라과타

8	메밀	Fagopyrum esculentum Moench (마디풀과) Buckwheat(英), Soba(日), 喬麥(漢)

1년생 초본으로 높이는 60–130cm이고 줄기는 곧게 서며 선홍색을 띠고 속이 비어 있다. 잎은 어긋나고 삼각형에 가깝다. 엽병은 길고 꽃은 7–10월에 줄기 끝 또는 엽액에 총상화서로 6mm크기의 백색으로 피고 과실은 수과로 흑갈색으로 익으며 심고 나서 3개월이면 수확한다.

- 분포 : 중국 서부, 동아시아 원산으로 15종이 있으며 전국의 밭에서 경작하고 한랭한 기온을 즐기며 일본, 중국 온대, 유라시아에 분포한다. 가을에 서리가 내린 다음에 탈곡한다.
- 약효 : 고혈압, 당뇨병, 중독, 암, 만성설사, 독종, 나력, 화상을 치료한다.
- 사용법 : 줄기 잎 종자 20g을 물 1L로 달여 1일 3–4잔 마신다. 이 탕제는 모세혈관이 약하여 생기는 독에는 가루 반죽을 붙인다. 뇌출혈을 예방하고 당뇨병의 망막을 치료하고 종독에는 가루 반죽을 붙인다.

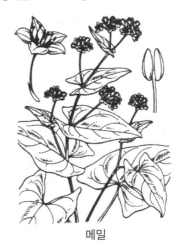
메밀

모가 난 밀이라 해서 모밀 또는 메밀이라는 이름이 붙었다고 한다.

〈동의보감〉(1613년)에는 "메밀이 비, 위장의 습기와 열기를 없애주며 소화가 잘되게 한다"고 기록되어 있다.

여름메밀이나 가을메밀 모두 수과와 잎줄기를 채집하여 햇볕에 말린 것을 '교맥(喬麥)'이라고 한다.

플라본(flavone)류의 비택신(vitexin), 오리엔틴(orientin), 플라보노이드(flavonoid)류의 쿠에르세틴(quercetin), 배당체의 루틴(rutin) 등을 함유하고 있다. 루틴은 모세혈관을 튼튼하게 한다. 메밀국수나 메밀국수 삶은 물에도 루틴이 들어 있어서 고혈압 예방에 효과적이다.

가시에 찔린 곳, 타박상, 염좌, 종기 등에는 메밀가루를 식초에 개서 환부에 붙이면 좋다. 조금 베인 상처에는 메밀을 수확하고 남은 잎줄기를 햇볕에 말려서 태운 후 남은 재를 물에 섞어서 환부에 바른다. 잿물은 병 등에 넣어 머리 감을 때 사용한다.

메밀에 풍부한 카이로이노시톨이라는 성분이 인슐린처럼 포도당 대사에 관여하여 혈당을 낮춘다. 메밀은 다른 곡류에 비해 수용성 식이 섬유소의 함량이 높아 혈중 콜레스테롤을 낮추고 당의 흡수가 천천히 일어나도록 하며 혈당이 급격히 증가하거나 떨어지는 증상을 조절한다.

9	주목	Taxus cuspidata S et Z (주목과) Japanese yew(英), Itzi(日), 朱木(漢)

상록 교목으로 높이 20m로 지름 1m, 수형이 원추형이고 성장이 늦으며 수피는 홍갈색이고 잎은 선형으로 끝이 예리하고 꽃은 자웅동주로 5–6월에 핀

다. 수꽃은 6개의 비늘조각으로 싸이고 수술은 8-10개, 꽃밥은 8개로 갈라

지며 암꽃은 10개의 비늘조각으로 싸인다. 과실은 원형 적색이고 종자는 육

질로 난형이며 8-9월에 익는다.

- ■분포 : 온대 남 북부, 히말라야, 필리핀, 인도네시아, 멕시코에 10종이 있고 우리
  나라 높은 산지, 일본, 중국, 러시아 동부에 분포한다. 봄부터 가을까지 가
  지와 잎을 채취, 건조한다.
- ■약효 : 이뇨, 통경, 신장병, 당뇨병을 치료한다.
- ■사용법 : 가지, 잎 15g을 물 1L로 달여 1일 2-3잔 마신다.
- ■참고 : 많은 연구가 이루어지고 있으며 부작용도 있다.

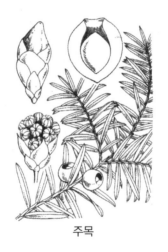

주목

| 10 | 시자렉슘 | Citharexylum myrianthum ; C. spinosum Cham (마 편초과) |

상록 교목으로 높이 10-15m로 자라고 잎은 어긋나고 엽병이 있다. 타원상

난형으로 끝이 뾰족하고 엽연은 밋밋하다. 꽃은 가지 끝에 유백색 총상화서

로 피고 과실은 삭과로 붉게 익는다.

- ■분포 : 아열대, 난대에 분포하고 북아메리카에서 남아메리카 아르헨티나에 이르기까지 교목, 관목의 형태로 자란다. 당뇨병 치료제로 각광이다. 특히 파라과이 까가수에 자라고 매우 자랑하는 치료제로 공급한다.
- ■약효 : 당뇨병, 간장염, 이뇨, 청량제로 사용한다.
- ■사용법 : 수피 20g을 물 1L로 달여 1일 3~4잔 공복에 마신다.

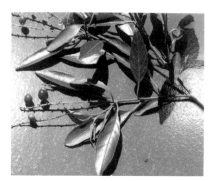
시자렉숨

2. 혈관 및 간 등에 좋은 약초

1) 취나물

취나물은 종류가 100여종이나 되며 이중 먹을 수 있는 것은 24종이다. 우리나라에서 재배되는 대표적인 취나물로는 참취, 개미취, 곰취, 수리취 등이 있다. 참취는 맛과 향이 뛰어나 가장 즐겨 먹으며 정월 대보름에 복을 기원하는 의미로 먹는 복쌈의 재료이기도 하다.

곰취는 어린 잎을 봄철에 데쳐 나물로 먹거나 생으로 쌈이나 무침으로 먹고 뿌리는 천식, 요통, 관절통 치료약제로 쓰인다. 항산화, 항암 효과가 있는 수리취는 사월 초파일에 해 먹는 떡의 재료로 쓰이며 성냥이 없던 옛날에는 잘 말려 두었다가 부싯돌로 쓰기도 했다.

개미취는 항균 작용이 뛰어나 만성 기관지염 치료제로 쓰인다. 취나물이 혈액을 깨끗하게 해 주는 이유는 취나물에 풍부한 식이 섬유소와 플라보노이드 같은 폴리페놀류의 작용 때문이다. 취나물에 들어 있는 수용성 식이 섬유소는 콜레스테롤과 지방을 대변으로 배설시켜 혈중 콜레스테롤과 지방의 수치를 낮추어 준다. 폴리페놀류는 장에서 콜레스테롤이 흡수되는 것을 막으며 지방과 콜레스테롤을 함유하고 있는 담즙산의 배설을 촉진시켜 혈중 지질의 농도를 낮춰 준다. 혈액의 최대의 적은 중성 지방, 나쁜 콜레스테롤 이다. 이런 지방은 우리의 혈액을 탁하게 만들어 각종 질병을 유발한다.

취나물은 이러한 지방들을 대변으로 배출시켜 혈액을 깨끗하게 한다. 취나물에는 수산이 많아 몸속의 칼슘과 결합하여 결석을 유발할 수도 있다는 말이 있다. 하지만 우리가 취나물을 통해 섭취하게 되는 수산의 양은 위험할 정도는 아니어서 참취와 곰취의 어린 잎은 생으로 먹어도 괜찮다. 그래도 불안하다면 수산이 물에 잘 녹으므로 소금물에 살짝 데친 후 말려 두었다가 먹으면 된다.

취나물의 대표적인 4종을 보자

1	참취 (나물취, 암취)	Aster scaber Thunberg [漢: 동풍채(東風菜), 日: Shira-yama-giku]

우리나라 각처에서 나는 다년초. 키 1-1.5m. 전체에 거친 털이 있음. 잎은

호생, 표면은 짙은 녹색, 뒷면은 흰색, 근생엽과 밑의 경생엽은 잎자루에 날개가 있고, 심장형, 길이 9-24cm, 가장자리에 톱니가 있음. 위의 경생엽은 잎자루가 짧고 좁으며, 긴 난형, 피침형.

두상화는 흰색, 지름 18-24mm. 줄기나 가지 끝에 산방화서로 달리며, 화축의 길이 9-39mm, 총포편은 녹색, 끝이 뭉뚝하고, 긴 타원형. 가장자리의 설상화는 흰색, 성기게 배열, 가운데의 관상화는 노란색, 열매는 수과, 긴 타원상 피침형, 관모는 회색.

■ 개화기 : 8-10월 ■ 결실기 : 11월 ■ 용도 : 어린 잎은 식용

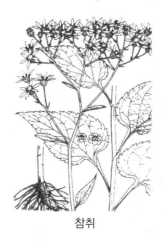

참취

2	곰취	Liularia fischeri (Ledeb.) Turez [漢: 웅소(熊蔬), 日: Otakarako]

우리나라 각처의 주로 깊은 산, 물기 있는 곳에 나는 다년초. 키 1-2m. 근경은 굵고, 아랫부분에 거미줄 모양의 흰털이 있으며, 윗부분에는 짧은 털이 있음. 근생엽은 잎자루가 길고, 신장상 심장형, 길이 32cm, 폭 40cm 가량,

가장자리에 규칙적인 톱니가 있고, 표면은 녹색, 양 면에 털이 없거나 조금 있음. 줄기에는 3장의 잎이 있고, 맨 아래 잎은 작고, 잎자루 밑동으로 줄기를 싸며, 맨 위의 잎은 훨씬 작고, 잎자루는 짧으며, 잎이 넓어 옆초처럼 됨.

꽃은 노란색, 두상화서의 지름 4–5m, 두상화서가 총상화서로 달리며, 총상화서의 길이 30cm 가량, 밑에서부터 위로 올라가면서 순차적으로 피고, 가끔 가지를 치며, 두상화서의 자루 길이는 1–9cm, 1개의 포를 가짐.

총포는 종 모양, 총포편은 8–9장이 1줄로 늘어서고, 긴 타원형. 설상화는 5–9송이, 길이 25mm, 폭 3–4mm, 화관통의 길이는 8mm 가량. 열매는 수과, 길이 7–11mm, 원통형, 세로줄이 있고, 관모는 갈색 또는 갈자색.

■ 개화기 : 7–10월   ■ 결실기: 10월   ■ 용도: 어린 잎은 식용, 약용

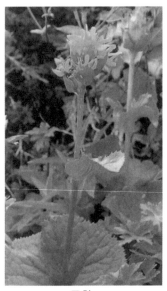

곰취

| 3 | 자원(개미취) | Aster tataricus Linne fil.
[日: Shiron] |

우리나라 각처에서 나는 다년초. 키 1~1.5m. 땅속줄기는 짧으며, 줄기에는 짧은 강모가 드문드문 남. 근생엽은 밀생, 타원형, 잎자루 밑에는 날개가 있고, 양 면에는 작은 강모가 있으며, 가장자리에 톱니가 있음.

꽃은 두상화서, 지름 2~2.5cm, 산방모양. 관상화는 노란색, 설상화는 가장자리에 늘어서고, 분홍색을 띤 자주색. 열매는 수과, 털이 있음.

- 개화기 : 7~10월　■ 결실기 : 10~11월
- 용도 : 관상용, 뿌리는 약용, 어린 싹은 식용

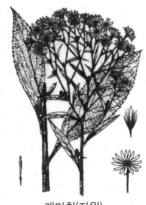

개미취(자원)

| 4 | 수리취(개취) | Synurus palmatopinnatifidus (Makino) Kitam.
Var. indivisus Kitam.(S. deltoids (Aiton) Nakai)
[日: Yama—bokuchi] |

우리나라 각처의 산이나 들에 나는 다년초. 키 0.5~1.m. 줄기는 길고 굵으며, 흰 경생엽은 호생, 난형, 난상 긴 타원형, 끝이 뾰족하고 밑은 원형, 심장

형, 길이 10-20cm, 표면에 꼬불꼬불한 털, 뒷면에 흰 솜털이 밀생, 가장자리에는 결각 모양의 톱니, 잎자루의 길이 10-25cm, 위로 갈수록 작아짐.

총포는 둥근 모양, 길이 3cm, 거미줄 같은 털이 있으며, 갈자색, 검은 빛을 띤 녹색, 총포편은 여러 줄로 배열, 끝이 날카롭고, 가시 모양, 좁은 선형. 열매는 수과, 관모는 갈색, 길이 18mm.

- 개화기 : 9-10월
- 용도 : 어린 잎은 식용, 성숙한 잎은 말려서 부싯깃용으로 사용하였음

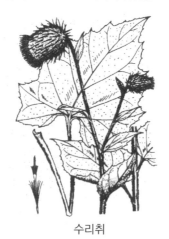

수리취

2) 톳

톳의 미끌미끌한 푸코이단(Fucoidan)이라는 수용성 식이 섬유소가 혈관 벽에 쌓여 있는 콜레스테롤을 제거하여 혈중 콜레스테롤 수치를 낮춰 주고 혈관을 깨끗하게 하며 고혈압, 동맥경화 등의 혈관 질환을 예방한다.

톳을 고기와 함께 먹는 것은 좋은 방법이다. 톳을 포화지방산이 많은 육류와 함께 먹으면 몸속의 혈청 콜레스테롤 수치가 올라가는 것을 막을 수 있으며 고기에 부족한 무기질과 비타민을 보충해 준다.

톳과 비슷한 해조류인 미역, 다시마, 김 모두 혈관을 튼튼하게 하는데 도움이 되는 식품이다. 미역에도 푸코이단, 알긴산 등 혈액 응고를 막는 성분이 풍부하며 다시마에는 알긴산, 라미닌과 같은 성분이 들어 있어 콜레스테롤과 혈압을 낮춰 준다.

김 또한 고분자 다당류인 포르피란(porphyran)이 들어 있어 콜레스테롤 수치를 낮춰 주고 배변을 도와 유독 성분이 장내에 머무르는 시간을 줄여 대장암의 발병률을 낮추어 준다.

톳에는 식이 섬유소가 풍부하여 오이보다 25배나 많은 양의 식이 섬유소를 함유하고 있다. 이 식이 섬유소 가운데 수용성 식이 섬유소인 푸코이단(Fucoidan)은 분자량이 20만이 넘는 고분자 물질로서 몸속에 들어가면 장 내용물의 점성을 증가시켜 지방이 몸에 흡수되는 것을 막고 소장에서 담즙산이 재흡수되는 것을 방해하여 담즙산에 있는 나쁜 콜레스테롤 LDL과 스테로이드를 변으로 배출하도록 한다. 이처럼 몸속에 콜레스테롤과 중성 지방이 쌓이는 것을 막기 때문에 혈관을 깨끗하게 한다.

톳은 칼슘 함량이 높아서 '바다에서 건진 칼슘제' 라 불린다. 말린 톳 5g에는 우유 3분의 1컵에 들어 있는 칼슘(70mg)과 같은 양의 칼슘이 들어 있다.

우리나라 사람들의 칼슘 섭취량은 1일 권장량에 크게 못 미쳐 골다공증과 같은 질병이 늘고 있는데 톳의 섭취는 칼슘 보충에 도움이 된다.

톳의 중금속 해독효과가 알려지고 있다. 1주일에 한 번 정도는 먹는 것이 좋다. 톳의 철분도 항상 부족하기 쉬운 영양소인데 톳에는 돼지 간의 10배가 넘는 양의 철분이 들어 있으며 해조류만 가지고 있는 요오드도 풍부하여 성장기 어린이는 물론 성인병을 염려하는 어른에게도 좋은 식품이다.

3) 참깨 Sesamum indicum Linne [漢: 호마자(胡麻子), 일: Goma]

인도 및 이집트 원산으로, 우리나라 각처의 밭에서 재배하는 1년초, 키 1m. 원줄기는 사각형, 잎과 줄기에 부드러운 털이 밀생. 잎은 주로 대생, 윗 부분에서 때로 호생, 잎자루는 길고, 긴 타원형, 피침형, 길이 10cm, 끝이 뾰족하고, 가장자리는 밋밋하며, 밑부분의 것은 3갈래로 갈라지기도 하고, 잎자루의 밑에 황색 돌기가 있음.

꽃은 흰색 바탕에 연한 자주빛이 돌며, 줄기 윗부분의 잎겨드랑이에 1송이씩 달림. 꽃받침은 깊게 5갈래, 화관은 입술모양, 길이 25cm, 상순 꽃잎은 2갈래, 하순 꽃잎은 3갈래, 수술은 2강 웅예. 열매는 삭과, 원기둥 모양, 길이 2.5cm, 4실. 씨는 흰색, 노란색, 검은색.

- 개화기 : 7-10월
- 용도 : 씨는 조미료용, 약용, 제유용
- 약효 : 강장, 혈관장애. 심장병, 고혈압, 위궤양, 피부질환, 만성설사를 치료한다.
- 사용법 : 아미노산 함량이 많고 피부 질환에는 환부에 기름을 바르고 만성 설사에는 생옆을 찬물에 담가 청량제로 마신다. 잎, 꽃 20-40g을 물 1L로 끓여 일2-3잔 마신다.

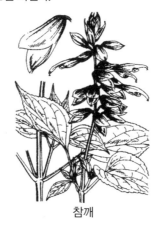

참깨

참깨에 풍부한 불포화 지방산인 올레인산, 리놀레산 등은 혈중 콜레스테롤 수치를 내리고 동맥경화를 예방하여 심장 질환의 위험을 낮추는 좋은 지방이다. 참깨는 지방이 약 53%, 단백질이 20% 정도 들어 있고 칼슘, 철분, 비타민B1, B2 등의 영양소도 풍부하지만 참기름은 말 그대로 '기름'이므로 100% 지방으로만 구성되어 있다. 그러므로 되도록 참기름보다는 참깨를 섭취하는 것이 좋다.

참깨는 혈관 벽에 붙어 있는 콜레스테롤을 제거하는 불포화 지방산이 풍부하고 혈압 상승의 주원인이 되는 나트륨 함량이 낮아 혈압을 낮춰 준다.

식물 참깨를 한자로 호마(胡麻)라고 한다. 이에 빗대 참깨의 열매를 효마자(孝麻子)라고도 부른다. 참깨를 먹으면 늙어도 풍이 없고 흰머리가 검어지며 근심까지 날려준다고 해서 아들 하나 있는 것보다 노부부에게 더 효도를 한다며 효마자라 부른 것이다. 실제로 참깨에는 산화를 막는 세사몰 성분이 있어 노화를 막는다. 참깨는 활성산소의 공격을 막는 세사몰, 베타카로틴, 비타민E, 셀레늄이 풍부해 암을 예방한다.

4) 해바라기 Helianthus annuus Linne [英: Sunflower, 日: Himawari]

북아메리카 원산으로, 우리나라 각처에서 재배하는 1년초. 키는 2m 내외.

전체에 강모가 있으며, 줄기는 곧게 섬, 잎은 대형, 잎자루는 길고, 넓은 난형, 길이 10~30cm, 끝이 뾰족하고, 3맥, 가장자리에 큰 톱니가 있음.

꽃은 노란색, 양성화, 두상화서를 이루고, 한쪽을 향하여 피며, 지름이 25cm 내외, 가장자리는 설상화, 가운데는 관상화, 총포는 반구형, 총포편은 난상 피침형, 끝이 까락 모양, 가장자리에 강모가 있음. 열매는 수과, 도란형,

흰색, 회색, 검은 줄이 있음.

- 개화기 : 8–9월
- 결실기 : 10월
- 용도 : 열매는 식용, 식용유
- 약효 : 신경성 흥분, 편두통, 발열, 오한, 기관지 기침을 치료한다.
- 사용법 : 신경성 편두통에는 씨를 볶아 커피로 마신다. 오한, 발열에는 잎을 건조하여 2g을 60도 알코올 20cc에 담가 10일 후 걸러 유리병에 저장 1회 20방울을 작은 잔에 담고 물로 희석, 1잔을 3시간 간격으로 마신다.

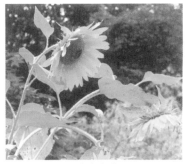
해바라기

기관지, 기침에는 기름 16 방울을 일 2–3회 마신다. 해바라기 씨는 식물성 스테롤 성분인 피토스테롤이 풍부하게 들어 있어 콜레스테롤 수치를 낮춰 주고 리놀레산이 혈전 형성을 막아 심장 질환까지 예방한다.

5) 호두나무 Juglans sinensis Dole [漢: 호도수(胡挑樹), 핵도(核挑),
[英: Walnut, 日: Chochi-grumi]

중국 원산, 우리나라 중부 이남의 마을에 심는 낙엽수, 키 20m, 수피는 회백색, 햇가지는 광택이 나고, 녹갈색, 피목이 산재. 잎은 깃꼴겹잎, 작은 잎은

3-7장 타원형, 가장자리는 밋밋함.

꽃은 암수 한 그루, 단성화, 수꽃 화서는 유이화서, 밑으로 처지고, 수술은 6-30개, 암꽃 화서는 1-3송이의 암꽃, 열매는 핵과, 둥근 모양, 털이 없음. 씨는 도란형, 주름짐.

- ■ 개화기 : 4-5월
- ■ 결실기 : 9-10월
- ■ 용도 : 조림수, 씨는 식용. 약용
- ■ 약효 : 자양, 강장, 진해, 윤하, 유정, 빈요, 살충, 해독, 백대하를 치료한다.
- ■ 사용법 : 속씨 15g을 물 1L로 달여 일 2-3잔 마신다. 백대하에는 국부 세척을 병행한다.

호두에 풍부한 오메가-3 지방산의 일종인 리놀레산은 혈중 콜레스테롤 수치를 낮추고 동맥의 탄력성을 강하게 하여 심장 박동을 규칙적으로 유지하는 데 도움을 주며 심장 질환의 위험을 크게 낮추어 준다. 호두알은 주름이 많고 단단하여 지압 효과가 높기 때문에 호두를 쥐고 다니면서 주무르면 심장뿐만 아니라 모든 신체 기관의 흐름을 좋게하는 데 효과가 있다.

또한 호두에 풍부한 비타민E와 알파리놀렌산도 혈액이 뭉쳐 혈전이 되는 것을 막기 때문에 피가 더욱 잘 돌수 있도록 한다.

6) 율무 Coix lacryma-jobi Linne var. mayuen (Romain) Stapf

[英: Job's tears, 日: Hato-mugi]

우리나라 각처에서 재배되는 일년초, 키는 1.5m 가량. 총생하고, 모든 꽃의 특징은 율무속에서 기술한 바와 같으며, 총포는 염주에 비하면 덜 딱딱하고, 타원형 또는 긴 타원형, 염주가 다년초인 데 비해 율무는 1년초이다.

- 개화기 : 7–8월
- 결실기 : 10월
- 용도 : 열매는 오트밀의 재료 및 약용
- 약효 : 부종, 수포진, 복수, 종, 늑막염을 치료한다.
- 사용법 : 종자 분말 1스푼을 물 0.5L로 달여 일 2–3잔 마신다. 이 탕제는 늑막염으로 고름이 나오는 증상에도 효과를 갖는다.

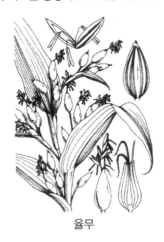

율무

「본초강목」에 따르면 율무는 비장을 튼튼하게 해 준다고 한다. 비장은 혈액을 저장하고 수명이 다한 적혈구를 파괴하면서 항체를 생산해 우리 몸에 해가 되는 이물질을 제거하는 곳인데 율무는 비장을 튼튼하게 하고 세포수를 늘려 주어 면역력을 강하게 해준다.

「본초강목」을 비롯한 옛 의학 서적에는 '율무를 오랫동안 복용하면 몸이 가벼워지고 원기를 북돋는다'고 기록하고 있다. 율무에는 아미노산이 좋은 균형을 이룬 질 좋은 단백질이 풍부하고 말초 신경을 강화시키는 비타민도 풍부하여 스태미나를 높혀 준다.

또한 율무에는 면역력을 키워 주는 플라보노이드, 비타민E 등의 항산화 물질이 풍부하다. 이러한 항산화 물질은 체내의 세포막과 단백질, 핵산의 구조를 유지시키고 신호를 전달하며 외부에서 우리 몸에 해로운 물질이 들어 왔을 때 강하게 저항하고 그 물질을 제어할 수 있도록 한다.

또한 율무는 면역을 담당하는 기관을 튼튼하게 해 주고 면역력을 떨어뜨리는 활성산소를 제거하여 면역력을 더욱 강하게 해 준다.

7) 칡(칡덩불) Pueraria thunbergiana(Sieb.& Zuce) Benth

[漢: 갈(葛), 英: Kuzu vine, 日: Kuzu]

우리나라 각처의 산기슭 양지에 나는 낙엽 덩굴식물.

잎은 3장의 작은 잎으로 된 겹잎, 작은 잎은 넓은 난형, 가장자리가 밋밋하거나 얕게 2-3 갈래. 꽃은 총상화서, 잎겨드랑이에 붙고, 자홍색, 열매는 협과, 선형, 갈색의 강모가 밀생, 길이 4-9cm.

- 개화기 : 8월
- 결실기 : 9-10월
- 용도 : 뿌리는 갈근이라 하여 한약재로 약용, 녹말을 만들어 식용, 잎은 가축의 사료, 어린 순은 식용, 줄기의 섬유는 밧줄 또는 갈포지 제조 원료.
- 약효 : 발한, 해열, 진경, 두통, 지사, 고혈압, 주독, 식욕부진, 구토, 고창증, 하혈 등을 치료한다.
- 사용법 : 뿌리 꽃 15g을 물 1L로 달여 일 2-3잔 마신다. 칡에 들어 있는 카데킨 (catechin) 성분의 작용은 지방산이 활성 산소와 결합해 생긴 유해 물질인 과산화지질이 간에 생기는 것을 막고 알코올로 인한 간 손상을 완화하여 간 기능을 높여 준다.

칡은 뿌리로 만든 즙을 주로 이용하지만 모든 부위가 식용, 약용으로 사용되는 유용한 식품이다. 나물이나 튀김으로 먹기도 하는 칡의 어린 순은 자양

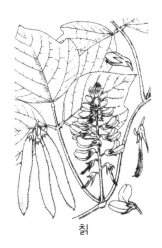

칡

강장제로 쓰이고, 잎은 삶아서 그 물을 차로 마시기도 하며 지혈하는데 사용하기도 한다. 꽃은 술독을 푸는 효과가 있으며 열매는 설사와 이질을 치료하는 약으로 쓰인다.

칡에 들어 있는 카데킨(catechin)은 비타민보다 항산화 효과가 400배 이상 강한 성분으로 활성 산소를 억제하고 피로를 해소하며 원기 회복을 돕는다. 이러한 항산화 효과로 인하여 칡을 꾸준히 섭취하면 항암 및 항바이러스 효과를 볼 수 있고 지방을 분해하여 비만을 예방하며 혈중 콜레스테롤 수치를 낮추고 혈관에 쌓인 노폐물을 제거하여 성인병 예방에도 효과가 있다.

여성은 갱년기가 되면 에스트로겐이라는 여성 호르몬이 급격히 줄어들면서 우울증, 기억력 감퇴, 손발 저림, 골다공증의 갱년기 증상이 나타난다. 에스트로겐과 비슷한 기능을 하는 성분으로는 이소플라본이 있는데 칡에는 이소플라본의 한 종류인 다이드제인이 풍부하게 들어 있다.

여성에게 좋다고 알려진 콩의 30배 이상, 석류의 600배 이상이나 된다. 다이드제인은 식물성이기 때문에 합성 호르몬과 달리 부작용이 생기지 않는다. 칡의 뿌리를 달여 만든 칡즙은 전통적으로 숙취 해소, 소화 불량, 위장 장애의 약으로 쓰였으며 해열 작용도 있어 감기 몸살을 이겨 내는 데에도 도움을 준다.

칡즙은 고혈압, 협심증 등의 혈액 순환 장애에도 효과가 있으며 오래 섭취해도 부작용을 일으키지 않는 안전한 치료제이다.

＊칡과 등나무의 '갈등' 관계

칡과 등나무는 생김새가 전혀 다르지만 살아가는 방식이 비슷한 식물이다. 칡은 다른 나무를 오른 쪽으로, 등나무는 왼쪽으로 감고 올라가 광합성 공간을 독차지하려는 성질이 있다. 그래서 이들이 만나면 서로 먼저 오르려는 모습을 보인다고 한다. 이를 보고 사람들은 칡을 뜻하는 갈(葛) 자, 등나무를 뜻하는 등(藤) 자를 합쳐 '갈등(葛藤)'이라는 단어를 만들었다.

'갈등'은 사람과 사람 사이에 다툼이 생겨서 일이 잘 풀리지 않고 불화가 일어 났을 때 사용하는 말이다.

8) 결명자(긴강남차. 결명차) Cassia tora Linne

[漢: **결명자**(決明子), 日 : Ebisu-gusa]

북아메리카 원산인 1년초, 오래 전부터 중국에서 재배되어 왔던 식물.

키 1.5m, 전체에 털이 없음. 잎은 호생, 깃꼴겹잎, 작은 잎은 2-3쌍, 도란형, 꽃은 잎겨드랑이에 1-2 송이가 피고, 노란색, 꽃잎은 5장, 난형, 수술은 10개, 길이가 같지 않음. 열매는 협과, 길이 15cm, 긴 기둥 모양, 구부러지고, 네모진 마름모꼴의 씨가 1줄로 늘어섬.

- 개화기 : 6-7월
- 결실기 : 9-10월

■ 용도 : 씨는 약용. 차용

특히 결명자는 간과 눈에 좋은 것 외에 그 속에 포함된 폴리페놀 화합물들은 유해 활성 산소의 생성을 억제하여 생체막의 파괴를 막아 준다.

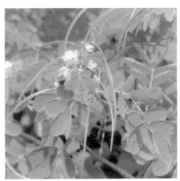

결명자

9) 민들레 Taraxacum mongolicum H. Mazz.

[英: Mongolian dandelion, 日: Moko tampopo]

우리나라 각처의 들에 흔히 나는 다년초. 줄기는 없으며 잎은 밑동에서 나오고, 옆으로 퍼지며, 피침형, 길이 20-30cm, 폭 2.5-5cm, 잎자루에는 날개가 없으며, 잎은 깊게 갈라지고, 갈래는 6-8쌍, 가장자리에 톱니가 있으며, 털이 조금 나 있음. 꽃은 두상화서, 잎과 같은 길이의 꽃줄기 위에 꽃이 붙으며, 꽃줄기는 처음에 흰 털로 덮히고, 나중에는 없어지며, 바로 꽃 밑에만 붙음.

총포는 바깥 조각이 좁은 난형, 작은 뿔 모양, 돌기가 있으며, 안 쪽 조각은 선상 피침형, 끝에 자주빛이 돎. 설상화는 노란색, 가장자리에 털이 있음. 열매는 수과, 갈색, 긴 타원형, 위에는 뾰족한 돌기가 있으며, 양 면에 6줄의 홈이 있고, 관모는 흰색, 6-7mm.

- 개화기 : 4-5월
- 결실기 : 7-8월
- 용도 : 어린잎은 식용, 뿌리는 약용.커피 대용
- 약효 : 해열, 해독, 이뇨, 급성유선염, 림프선염, 나력, 급성결막염, 발열, 감기, 위장병, 요로감염을 치료한다.
- 사용법 : 전초 25g을 물 1L로 달여 일 2-3잔 마신다. 외용약으로는 30-40g을 물 1L로 달여 환부를 씻고 찜질한다. 민들레는 엉겅퀴와 같이 실리마란이란 성분이 포함되어 있어 간세포 보호에 탁월한 효과가 있다.

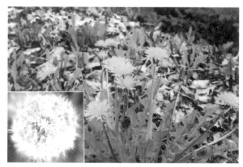
민들레

3. 약초의 자연치유

a. 약초

현대의학의 여러치료법 중에서 약초를 이용한 치료법은 그 기원이 가장 오래되었고 가장 널리 쓰였던 치료법이다. 인류는 약초와 멀어지면서 온갖 질병으로 신음하게 되었다. 숲속에서 야생 약초들과 함께 살아가는 사람은 질병에 걸리지 않는다. 인류를 질병에서 구할 수 있는 약은 온 천지에 널려있으나 다만 사람이 이를 알지 못하고 있을 뿐이다. 죽어가는 사람을 구할 수 있는 약은 자연에서 나온 천연물질 속에 있지 제약회사에서 인공적으로 합성하여 기계로 찍어낸 물질 속에 있는 것이 아니다.

약초는 산과 들, 길옆, 울타리, 정원, 개울가, 바닷가 등 식물이 자라는 곳에는 어디에나 있다. 지구상에 존재하는 모든 풀과 나무들 중에서 약이 되지 않는 것은 거의 없기 때문이다. 꼭 필요한 것만 조금씩 채취하면 된다. 누구나 알고 있으며 주변에서 흔히 볼 수 있는 나무와 풀들이 불치병에 걸린 사람을 살려낼 수 있는 약초들인 것이 있다.

* 약초에는 잎을 사용하는 약초(이질풀, 쑥, 질경이, 환삼덩굴, 익모초)
* 열매를 쓰는 약초(복분자, 딸기, 탱자, 오디)
* 꽃이나 꽃가루를 쓰는 약초(매화꽃, 벗꽃, 복숭아꽃, 살구꽃)
* 뿌리를 쓰는 약초(도라지, 삼주, 오이풀, 잔대, 더덕, 하수오, 당귀)
* 뿌리 껍질을 쓰는 약초(뽕나무, 느릅나무, 다릅나무)
* 나무 껍질을 쓰는 약초, 수액을 쓰는 나무 등등이 있다.

b. 약초 달이는 법

약초는 달여서 먹는 것이 가장 좋다. 달여 먹으면 가루나 약으로 먹는 것보다 효과가 빨리 나타난다. 그 이유는 먹는 양이 다른 것보다 많고 수용액이어서 위와 장에서 빨리 흡수되기 때문이다. 약초를 달일 때 낮은 온도에서 은은하게 2시간 내지 4시간 동안 달이는 것이 좋다. 개스불은 불의 강약을 조절할 수 있기 때문에 좋다. 약초를 달이는 그릇은 흙으로 구워서 만든 약탕기가 제일이나 코팅된 범탕냄비나 유리 주전자 같은 것도 좋다. 물은 성인의 경우 1.8 리터 가량 붓고 나이가 어릴 수록 물의 양을 적게 조절할 수 있다. 물이 절반으로 줄으면 불을 끈다. 물은 깊은 산속의 자연수가 좋으나 얻기 어려우면 품질이 믿을만한 시판 생수나 정수기로 정수한 물을 사용하자. 수도물은 추천할 만한 물은 아니다.

달인 약은 천연섬유로 만든 천이나 고운 체로 거른다. 달인 약은 식기 전에 마시고 남은 약은 데워서 마신다. 여름철에는 상온에 두고 마셔도 된다. 먹는 시간은 식사하기 30분 전이나 후에 마신다. 하루 세번이 좋으나 아침 저녁 두 번에 나누어 먹어도 된다.

c. 약초의 명현 반응과 부작용

명현 반응이란 일종의 호전 반응이다. 약초를 먹었을 때 예상하지 못했던 여러 증상이 먼저 나타나고 그 뒤에 만성병이 낫는 것인데 옛날부터 약초요법의 특징으로 알려져 왔다. 명현 반응은 여러 가지로 나타난다. 명현 반응은 대개 3-4일 안에 없어진다. 약초요법에도 부작용이 있다. 그러나 양약을 썼을 때 나타나는 것과 같은 심한 부작용은 없다.

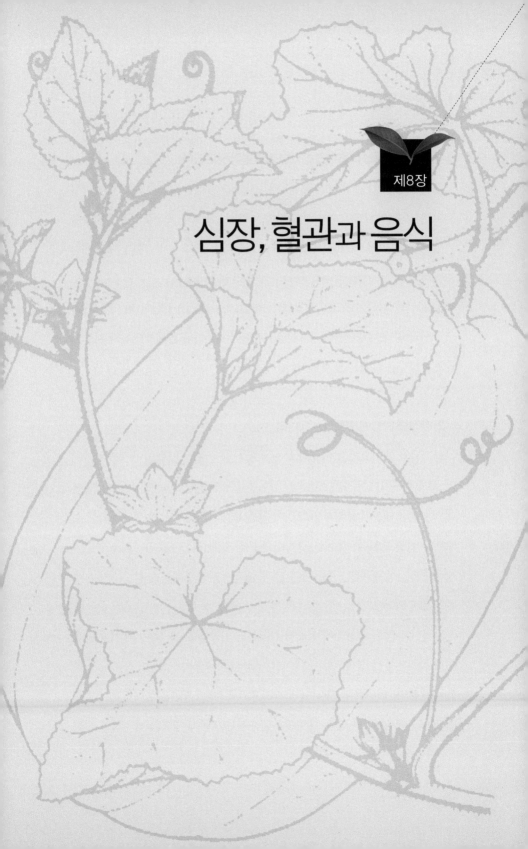

제8장

심장, 혈관과 음식

1. 심장에 좋은 음식

1) 포도씨 기름을 복용하면 심장병 발병율이 낮아진다.

최근 연구 자료에 의하면 혈액내의 고농도 리포단백질 함량을 1% 높이면 심장병 발병율이 3% 낮아진다고 한다. 그러나 체내의 고농도 리포단백질을 가장 많이 증가 시키는 것은 포도씨 기름이라고 한다. 어느 한 연구소에서 혈액내의 콜레스테롤 함량이 높은 환자 23명에게 4주동안 그들의 음식에 동식물성 기름을 줄이고 포도씨 기름을 매일 39g 정도 공급한 결과 고농도 리포단백질 함량이 평균 14% 높아졌다고 한다. 그러나 콜레스테롤과 저농도 리포단백질은 함량은 크게 변화하지 않았다.

2) 심장병 예방에 특효있는 정어리

쇠고기와 돼지고기를 비롯한 육류는 훌륭한 동물성 단백질의 공급원이지만 동시에 거기에는 콜레스테롤을 높이는 물질도 많이 함유되어 있다. 혈액내에 콜레스테롤이 증가하면 그것이 혈관벽을 막히게 하므로 동맥경화를 일으키는 원인의 하나로 된다. 그러나 동물성 단백질의 다른 하나의 공급원인 생선 특히, 정어리에는 육류와는 달리 혈액내 콜레스테롤을 감소시키는 성분이 함유되어 있다.

그러면 수많은 생선중에서도 왜 정어리가 심장병을 예방하는데 가장 좋을 수 있는가? 우선 정어리에는 에이코사펜타엔산이라는 물질이 풍부하게 함유되어 있다. 이 물질은 혈전이 생기지 않도록 하는 작용을 한다. 다시 말하면 정어리에 함유되어있는 에이코사펜타엔산이 동맥 경화를 방지하므로 심근경색을 예방한다.

또한 정어리에는 타우린이라는 물질도 함유되어 있는데 타우린은 혈압을 정상화해 주는 작용과 시력감퇴를 예방하는 작용을 한다. 그밖에도 정어리에는 육류에 없는 이로운 성분이 많이 함유되어 있다. 비린내가 난다고 하거나 고급어족의 먹이로 쓰는 저급의 생선이라고 하면서 소홀이 하였던 정어리가 심장병을 예방하는 성분의 보고라고 말할 수 있다. 그러나 정어리가 몸에 좋다고 하여도 이것만 먹으면 심장병에 걸리지 않는다는 것은 아니다. 육류의 동물성 단백질은 뇌혈관의 세포를 혈기 왕성하게 하는 작용을 하고 뇌졸증의 예방에 크게 이바지 한다. 그러므로 정어리를 많이 먹는 동시에 육류와 채소등 여러가지 식품들을 균형있게 먹는것이 중요하다.

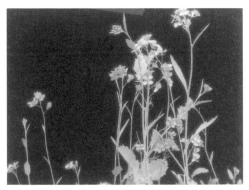

겨자

3) 사람의 심장을 보호하는 생선과 겨자기름

생선에는 심장병을 예방하고 치료할 수 있는 지방산과 기타 여러가지 영양소들이 함유되어 있다. 일주일에 2-3종의 각종 생선을 200g씩 먹는 것이 좋다. 이때 중요한 것은 몸에 필요한 영양소와 미네랄을 보충하기 위해 지나치게 삶거나 굽지 말아야 한다. 겨자기름에 야채를 볶든가 혹은 겨자기름을 야채에 버무리는 방법은 생선을 요리할 때 지나치게 삶거나 굽는 것을 방지하는 효과가 있다.

4) 심장병에 좋은 마늘

마늘에는 약 200가지의 성분이 들어 있는데 그중 한가지 성분인 알리신은 콜레스테롤 함량을 낮춤으로써 심장병예방에 좋은 영향을 준다.

마늘은 혈전형성을 막는 작용도 한다. 콜레스테롤과 혈전은 다 같이 심장병과 밀접한 관계를 가진다. 그러므로 마늘을 먹으면 심장병을 예방 할수 있다. 마늘을 매일 먹으면 뇌졸증이나 심장병을 막을수 있다. 마늘에는 살균작용, 항혈전작용, 체력을 높이는 작용 등이 있다.

나이가 많아 지면서 동맥경화가 오면 혈전이 쉽게 생기고 그것이 뇌혈관을 막으면 뇌졸증이, 심장혈관을 막으면 심근경색이 발생된다. 그러나 마늘을 정상적으로 먹으면 피속에서 혈전형성이 억제되고 뇌경색, 심근경색을 막을

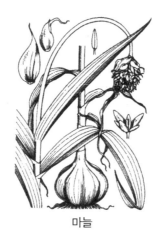

마늘

수 있다. 다혈소판혈장에 아라키돈산이라는 물질을 주입하면 혈소판이 곧 응집된다. 혈소판은 피 1ml속에 20만-30만개 들어 있는데 출혈을 멈추는 작용을 한다. 그러나 다혈소판혈장에 아라키돈산과 함께 마늘에서 얻은 정유 (마늘기름)를 조금 넣으면 혈전이 전혀 생기지 않는다는것을 실험적으로 확인하였다. 또한 마늘 5g에 해당하는 마늘정유를 먹고 일정한 시간지나 피를 뽑아 검사한데 의하면 혈전이 없거나 있어도 작은 혈전뿐이였으며 또한 이미 생긴 혈전도 곧 풀어지는것도 확인하였다.

5) 심장혈관계통에 좋은 참외

참외가 사람의 몸에 진정 및 전신강장 작용을 한다는것은 이미 오래전에 학자들에 의하여 증명되었다. 심장혈관계통 기능에 장애가 왔을때도 참외를 치료약으로 쓰고 있다.

참외는 뇌수혈관과 심장혈관의 분류성 동맥경화증에 걸린 중년 및 고령기 사람들에게 좋다. 참외는 좋은 이뇨제로 변비가 왔을때 완화제로 쓰이며 간

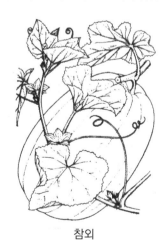

참외

장질병에도 쓰인다. 참외속에 들어있는 비타민 성질을 가지는 이노지트물질은 머리칼이 빠지는것을 억제하며 간장에 지방과 콜레스테롤이 침착되는것을 막는다. 참외 추출물로 기침을 치료하며 류마치스에는 즙을 바른다.

6) 최근에 알려진 쑥차의 협심증 치료 효과

쑥이 여러가지 치료 효과를 나타내는 데 대해서는 널리 알려져 있다. 쑥에 함유되어 있는 네시올이라는 성분은 요통, 관절염, 기침, 복통, 치질 등의 치료에 효과적으로 쓰이고 있다. 쑥차는 특히 심장병이 있는 중고령층에서 심계정충이 있거나 숨이 차는 증세와 협심증에 좋은 효과가 있다는 것이 최근에 알려지고 있다. 쑥잎에는 비타민 A, B1, B2, C, 콜린과 철, 칼슘, 인 등의 광물질이 풍부하다. 이러한 쑥잎에 함유되어 있는 성분들의 복합작용으로 심장이나 혈관의 기능이 높아진다고 한다. 말렸다가 한 숟가락의 쑥잎을 뜨거운 물에 넣었다가 거르는 망으로 걸러서 조석으로 한 컵씩 마신다.

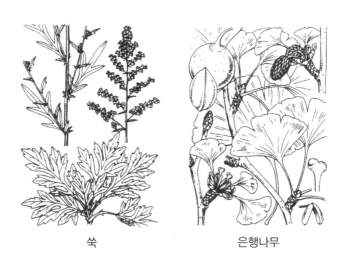

쑥   은행나무

7) 협십증에 좋은 은행나무잎

협심증환자는 은행나무잎이 좋다. 마른 은행나무잎을 가루로 만들어 1일 3회 1회에 3-4g씩 식후에 복용한다. 또는 마른 은행나무잎 20-30g을 물 600ml에 넣고 그양이 반으로 될때까지 달인다. 이것을 1일 3회 식사후에 복용한다.

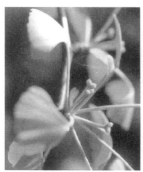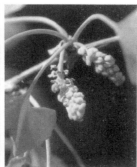

은행나무 Ginko Biloba

2.혈압과 식물

1)고혈압에 효과 있는 약죽

고혈압 치료에는 홍당무죽, 미나리죽, 마늘죽, 연꽃잎죽, 콩나물죽, 칡뿌리가루죽, 질경이죽이 좋다.

① 홍당무죽은 신선한 홍당무 120g 을 잘게 썬 후 백미 100g과 함께 죽을 쑨다.

② 미나리죽은 미나리를 뿌리채로 120g 다듬어 썬 후 백미 100g과 함께 죽을 쑨다.

③ 마늘죽은 껍질을 벗긴 마늘 30g을 끓는물에 넣어 1분간 끓이다가 건져내고 그 물에 백미 100g을 넣고 죽을 쑨다.

④. 콩나물죽은 콩나물을 적당하게 넣고 거기에 백미를 넣고 죽을 쑨다.

2)고혈압에 대한 한삼덩굴의 효능

한삼덩굴은 다른 이름으로 율초, 껄껄이풀, 범상덩굴이라고도 한다. 한삼덩굴은 각지의 산기슭, 들, 길가에서 덩굴로 뻗으며 자라는데 줄기에는 갈구리 모양의 가시가 있으면 잎은 손가락처럼 갈라졌다. 한삼덩굴 달인액은 혈압을 낮추는 작용이 있으며 이뇨작용과 항균작용도 있다.

여름철 꽃피는 시기에 줄기와 잎을 채취하여 햇볕에 말려 부드럽게 분말을 만들어 1회에 3-4g씩 1일 3회 식전에 복용하는 방법으로 30일간 복용한다. 일반적으로 약을 복용하여 8일정도 지나면 혈압이 내려가기 시작한다.

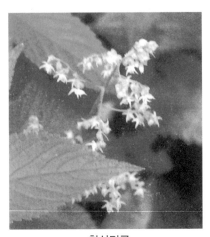

한삼덩굴

3)고혈압과 동맥경화에 대한 양파껍질의 치료 효과

양파껍질이 고혈압과 동맥경화의 치료에 효과가 있다. 고혈압과 동맥경화 진단을 받은 91세 노인과 60세 여성이 양파껍질을 삶아서 그물을 마셨더

니 6개월후에 혈압이 떨어져 정상으로 되었다고 한다. 제조법은 양파껍질을
비닐주머니에 넣어 하루정도 말린다음 보통 크기의 냄비에 물을 가득 붓고
거기에 양파껍질 한 개분, 감나무잎과 은행나무잎, 쑥, 약효모를 한 줌씩 넣
는다. 그리고 약한 불에 1시간 끓인다. 이때 검붉은 국물이 되는데 이것을 2
배의 물에 희석해서 마시면 된다. 다 마신 다음에는 냄비에 다시 물을 부어
끓여 마셔도 된다.

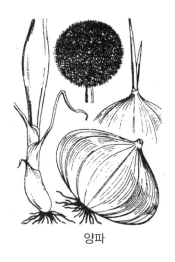

양파

4) 혈압강화에 효과 있는 연근

연근에는 식물성 섬유와 칼륨, 비타민 C가 풍부하게 함유되어 있는데 식물
성 섬유는 장을 깨끗이 하고 변비를 없애며 콜레스테롤을 내리게 함으로써
혈관을 튼튼하게 한다.

칼륨은 체내에 불필요하게 남아있는 나트륨을 체외로 배출시키기 때문에
고혈압을 치료하고 성인병을 예방한다. 연근에는 토마토보다 3배나 더 많은
양의 비타민 C가 함유되어 있는데 이는 감기나 피로, 스트레스등에 효과가

있으며 피부의 기미, 주근깨의 원인인 멜라닌 형성을 억제한다. 또한 연근은 한약에서 감기나 천식의 요약으로 부종억제작용, 지혈작용도 있는 좋은 약으로 간주하고 있다. 제조법은 껍질을 벗긴 연근과 사과를 채칼로 썬 다음 삼베에 싸서 짜면 된다.

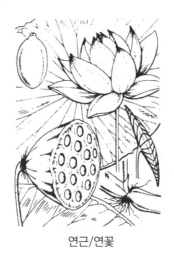

연근/연꽃

5) 고혈압과 변비에 좋은 상엽

상엽(뽕나무잎)은 혈압을 낮추고 혈액내 높아진 콜레스테롤과 중성지방을 낮추는 작용이 있다는 것이 밝혀졌다. 영양학적으로 볼 때 상엽에는 칼슘과 칼륨, 식물성 섬유들이 많아 기능이 풍부한 약콩으로 알려져있다. 고혈압 환자가 상엽차를 복용한 후부터 혈압이 높고 머리가 무거운 불쾌한 증상이 완전히 없어졌고, 반년 정도 마신 다음 혈압이 145/82mmHg 까지 내려갔으며 상엽차를 계속 복용하면서 술과 음식을 제한하지 않았는데도 이 수치를 유지하였다고 한다.

변비 환자가 상여차를 복용하기 시작하여 3개월째부터 변비가 완전히 없어지고 매일 대변을 쉽게 볼수 있게 되었다고 한다. 상엽차를 하루 3회 데워 1~1.5컵 정도씩 마신다. 맛이 산뜻하고 냄새가 없으며 식욕을 증진시킨다.

제조법은 상엽과 순(단오가 지난 다음 독성이 있는 것이 좋다) 을 너비 30 x 30cm, 높이 7~8 cm 정도 넣고 물 세 그릇을 넣어 달인다. 달인 물의 양이 400ml 되게 줄인 것을 짜서 받는다. 1회에 30ml 정도씩 하루 3회 공복에 복용한다.

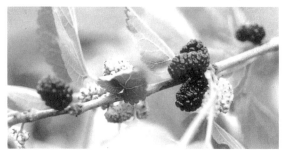
뽕나무 열매

6) 고혈압과 마비에 효과 있는 솔잎

솔잎즙으로 뇌졸중 후유증에서 오는 마비, 견비통, 냉증, 통풍, 변비등을 치료할 수 있다. 솔잎은 고혈압, 빈혈, 동맥경화, 뇌졸중, 기침, 천식, 인후종통, 불면증, 신경통, 류마치스, 치통 등에도 효과가 있으며 강장작용이 있다. 솔잎에 있는 엽록소, 비타민 A, C, P, 정유의 종합작용이 혈액순환을 좋게 하고 전신의 물질대사를 활발하게 한다는 것이 밝혀졌다.

제조법은 신선한 솔잎을 성인 손으로 가볍게 한 줌을 물로 씻어서 물 200ml에 넣고 믹서에 간다. 이것을 천으로 짜서 여러 번 나누어 마신다. 효과는 복용후 1개월이면 두통이 없어지고 3-4개월이면 완치된다.

7) 새로운 고혈압 치료제 - 식초콩과 대추잎

고혈압 환자는 식초콩과 대추잎 달인 물이 좋다.

식초콩 제조법 : 식초에 검정콩을 48시간 정도 담가두었다가 1일 3회, 1회에 10~15알씩 식후에 먹는다.

대추잎 달인물 제조법 : 신선한 대추잎 3kg에 물 25L 정도로 하여 2시간 정도 달인 다음 여기에 설탕을 40-60% 정도 넣는다(대추잎이 마른 경우에는 잎 1kg에 물 25L 정도 한다). 이것을 1일 3회, 1회에 30ml씩 식전에 복용한다.

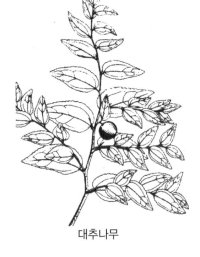

대추나무

8) 천연 혈압강하제-줄풀뿌리

줄풀뿌리는 이뇨작용과 갈증을 제거하는 작용을 할 뿐 아니라 알코올의 독성과 기타 독을 없애는 작용도 한다. 고혈압 약으로 쓰려면 줄풀의 뿌리를 물로 잘 씻은 다음 생체로 잘게 썰어서 하루 30~40g 을 달여 먹는다. 변비약으로도 이용할 수 있다.

8) 천연 혈압강하제-줄풀뿌리

줄풀뿌리는 이뇨작용과 갈증을 제거하는 작용을 할 뿐 아니라 알코올의 독성과 기타 독을 없애는 작용도 한다. 고혈압 약으로 쓰려면 줄풀의 뿌리를 물로 잘 씻은 다음 생체로 잘게 썰어서 하루 30~40g 을 달여 먹는다. 변비약으로도 이용할 수 있다.

9)혈압을 안정시키는 쑥갓

쑥갓은 독특한 슨맛을 가지고 있다. 쑥갓의 이 쓴맛은 심장의 기능을 강화한다. 또한 쑥갓에 다량으로 함유되어 있는 마그네슘은 모세혈관을 확장시키고 혈압을 하강시키는 작용을 한다. 쑥갓의 영양소를 많이 섭취하려면 쑥갓을 살짝 익혀 먹는 것이 제일 좋다. 익힐 때 중요한 성분의 일부는 물에 용해된다. 끓인 물을 그대로 마시려면 조미료를 넣는 것이 좋다.

감기에 걸린 것 같이 생각될 때에는 쑥갓을 데쳐낸 물에 소금을 약간

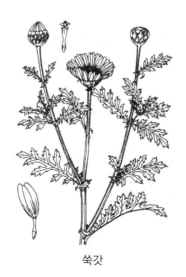

쑥갓

넣고 그 속에 파를 잘게 썰어 넣은 것을 마시면 맛도 좋고 효과도 크다. 데친 쑥갓을 짓찧어 먹으면 설사에도 효과가 있다.

10) 혈압을 낮추고 노화방지에 좋은 두충나무잎

두충나무잎은 혈압을 서서히 낮추고 혈액순환 장애를 없앤다. 두충나무 잎은 광물질의 고급식료품으로서 가장 적당하다. 두충나무잎에는 칼륨, 칼슘, 마그네슘, 철과 기타 각종 광물질이 대단히 많은것이 특징이다.

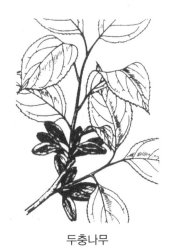

두충나무

11) 해초는 혈앞을 낮춘다

해초는 직접 또는 간접적으로 혈압을 낮춘다. 혈압을 낮추는데는 2가 지 방법이 있다. 그 하나는 강압제와 같이 직접 혈압에 작용하는 것이며 다른 하나는 혈압을 높이는 원인을 제거함으로써 간접적으로 혈압을 낮 추는 방법이다. 해초가 혈압을 낮추는데 직접 작용하는 것은 라미닌이라 는 특수한 아미노산이 함유되어 있기 때문이다.

해초가 가지고 있는 특수성분 유산다당은 혈액내의 콜레스테롤 수치를 낮추고 동맥경화를 예방하여 혈관을 튼튼하게 하여 혈압을 서서히 낮추게 한다. 다시마나 미역등의 해조류는 주로 탄수화물로서 아르긴산이 있다. 아르긴산은 나트륨 형태로 몸에 흡수되어 동맥경화와 고혈압을 치료하는 작용을 한다.

경험자에 의하면 다시마의 뿌리를 하룻밤 물에 담그었다가 그 즙을 매일 아침 일어나자마자 한컵씩 반년간 계속 마시면 혈압이 서서히 떨어지면서 여러가지 증상이 점차 나아졌다고 한다. 그 후 다시마를 원료로 하여 만든 알약을 하루 20알씩 복용하였더니 1년 후에 혈압이 정상으로 회복되었다고 한다.

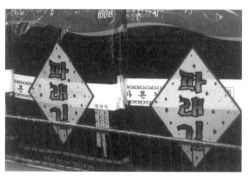
해초(파래)

3.혈관 및 동맥 경화와 식물

1)검은깨와 마늘은 노화를 막고 피흐름을 좋게 하며 동맥경화를 예방 개선함

검은깨와 마늘은 예로부터 몸에 좋은것으로 알려져 왔다. 검은깨에는 비타민 E가 풍부히 들어있다. 비타민 E는 강력한 항산화작용 즉 노화방지 작용이 있다. 최근 주목되고 있는 세자모르도 적은 양이지만 깨기름에 포함되어 있다.

세자모르는 헤스베리징과 같이 플라보노이드로서 비타민 E의 효과를 돕고 E와 같이 활성산소의 해를 없애는 항산화 작용이 있다. 활성산소의 해를 막고 항암작용이 잇는 세사민도 들어있다. 검은깨는 매우 효과적인 항산화 식료품이다. 비타민 E는 피지선으로부터 분비되는 지방산의 산화를 막는다. 혈관안에서 비타민 E는 콜레스테롤이 산화되어 저비중콜레스테롤로 되는것을 막는다. 그리고 동맥경화의 진행을 지연시키고 노화를 예방한다. 또한 간세포안에서 활성산소에 의한 산화반을 억제하고 낮아진 간긴능을 높인다. 또한 비타민E는 식물신경의 균형을 보장하는 작용도 있고 갱년기장애를 개선하는데도 좋다.

2)동맥 경화증을 막는 고구마

최근 고구마가 사람들의 건강장수에 좋은 식료품으로 알려 져 관심을 갖고 있다. 고구마에는 영양성분이 많이 들어 있는데 특히 9가지 아미노산이 들어 있으며 필수아미노산인 리진이 흰쌀이나 밀가루보다 많이 들어있다.

고구마의 제일 좋은 점은 사람들에게 많은 양의 점액단백질을 공급해 주는 것이다.

이 단백질은 심장혈관계통에 지방이 축적되는것을 미리 막으며 동맥의 탄력성을 유지해 준다. 또한 간, 콩팥 사이의 결합조직이 약해 지면서 줄어 드는것을 막으며 관절의 윤활성도 좋게 한다. 고구마에 있는 섬유소는 잘 소화되지 않으므로 탄수화물이 지방으로 넘어가는 것을 막는 특수한 기능을 수행한다. 또한 장안에서 젖산균이 잘 자라게 하며 변비도 미리 예방한다. 특히 고구마의 섬유소는 피속 콜레스테롤 양을 낮추고 동맥경화도 예방한다.

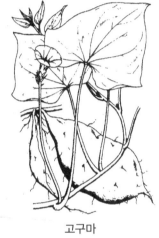

고구마

고구마는 비대증을 막는 효과도 크다. 비대증에는 지금가지 운동에 의한 치료방법을 쓰고 있는데 고구마가 이 병의 치료에서 이상적이다.

고구마에 들어있는 카로틴은 암을 미리 막는 효과가 아주 높다. 이외에도 삶은 고구마의 껍질을 벗기고 먹으면 여성들의 산후 배아픔 지료에 좋다. 그리고 고구마에 구멍을 뚫고 생강 조각을 넣은 다음 구워 먹으면 몸이 붓는것을 막는다. 야맹증대에도 지진 고구마를 한주일동안 먹으면 좋다.

고구마는 음식물을 만들어 먹어도 사람들이 건강에 좋다. 고구마로 만든 음식물은 생리적으로 알카리성을 띠는데 흰쌀과 밀가루로 만든 음식물은 생리적으로 산성을 띤다. 그러므로 흰쌀밥이나 밀가루 음식과 알맞춤

하게 섞어 먹으면 대사부담을 덜어 주고 사람들의 건강에 매우 이롭다.

　고구마는 줄기의 순이나 잎에도 다른 채소보다 단백질과 비타민류등 여러가지 영양성분이 많이 들어 있으므로 노화방지, 면역기능을 높여 주는 작용, 항암작용, 피속의 당함량을 낮추는 작용이 훨씬 세다.

3)동맥경화를 예방하는 리놀산이 호박씨에 많이 함유되어있다.

　성인병의 원인인 동맥경화를 예방하는데 리놀산이 매우 좋다는 것은 잘 알려져있다. 호박씨에는 리놀산 뿐만 아니라 단백질, 비타민 B1도 많이 함유되어 있다. 호박씨를 직접 까먹는 것도 좋지만 호박씨를 요리에 이용하는 것도 좋다.

　호박에 많이 들어있는 칼리움은 중고령사람들이 걱정하는 혈압을 낮추어 준다. 몸안에 칼리움이 충분히 있으면 세포에 칼리움을 끌어들이고 나트리움을 뽑아낸다는 것이다. 칼리움은 나트리움의 배설을 촉진하여 혈압의 상승을 억제한다. 또한 칼리움은 피줄확장작용도 하는데 이것도 혈압

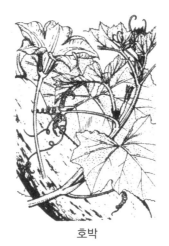

호박

을 낮추는데 기여한다.

주의해야 할 점은 칼리움이 많으면서도 나트리움이 적은 식료품을 선택하는 것이다. 이런 의미에서 볼때 이상적인 식료품이 호박이다. 호박 100g 중에 들어있는 칼리움의 양은 370mg이지만 나트리움은 1mg 밖에 되지 않는다.

4) 말린 참나무 버섯 및 다시마 우린물과 고혈압과 동맥경화

말린 참나무 버섯에 들어 있는 엘리타데닌 성분과 다시마속에 들아 있는 요드와 알긴산성분들은 피속의 콜레스테롤 값을 낮추고 고혈압병과 동맥정화증을 치료한느 작용을 한다.

말린 참나무버섯과 다시마를 우린 물속에 들어 있는 칼시움은 뼈나 치아를 튼튼하게 하고 신경을 진정시키며 불안감이나 불면증을 없앤다. 참나무버섯에 들어 있는 비타민D는 칼시움이 더 잘 흡수되게 한다. 비타민D는 햇빛에 쪼이면 그 양이 늘어 나기 때문에 우린물을 만들기 1시간전에 참나무 버섯을 햇빛에서 말리는 것이 좋다.

만드는 방법 : 말린 참나무 버섯 10g과 다시마 5g을 전날밤에 150ml의 물에 담그어 놓는다. 다음날 첫새벽에 우린물을 마시면 된다. 하루밤이상 담그어 두면 물에 우러 나왔던 약효성분이 참나무 버섯과 다시마속에 다시 흡수된다. 최근에 참나무 버섯에 들어 있는 레틴난성분과 다시마속에 들어 있는 요드성분이 암억제작용도 한다는 것이 밝혀 졌다.

바다나물로 불리우는 다시마에는 칼시움과 요드, 린, 마그네시움, 철분 등이 많다. 다시마에 있는 칼시움은 몸안에서 나트리움의 배설을 방지하고 혈압을 낮춘다. 또한 섬유질은 노화를 막는다.

염록소는 콜레스테롤을 청소해내고 요드는 노화를 막으며 암 억제작용을 한다는 것이 발혀 졌다.

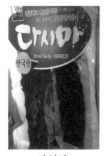

다시마

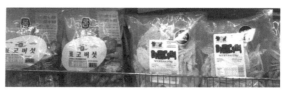

참나무 버섯

5) 뇌 혈전증과 동맥경화의 예방에 좋은 땅콩과 해바라기씨

비타민 B6이 동맥경화를 막고 혈전을 막는다는것이 과학적으로 밝혀지면서부터 비타민B6이 많이 들어 있는 땅콩등 콩류들을 동맥경화와 뇌혈전 치료를 위한 좋은 식료품으로 널리 쓰고 있다.

몸안에 비타민 B6이 부족하면 단백질 대사과정에 동맥내막을 손상시키는 화학물질이 생겨 동맥벽이 손상되고 동맥경화가 생긴다. 그러므로 비타민 B6을 매일 40mg씩 먹으면 동맥경화의 진행과 뇌혈전증을 미리 막을수 있다.

땅콩에는 또한 칼리움이 나트리움보다 150배나 더 많이 들어 있다. 고혈압환자가 혈압을 낮추기 위하여 혈압내림약을 쓰면 오줌으로 많은 양의 칼리움이 나가기 때문에 땅콩과 같은 칼리움이 많은 식료품을 먹는 것이 좋다.

해바라기씨안에 들어 있는 리놀산, 칼리움, 비타민 B6도 동맥경화를 막는데서 좋은 작용을 한다. 해바라기씨는 또한 세포의 재생을 촉진하고 혈당량을 낮추며 고혈압병을 예방한다. 날것을 그대로 먹어도 되지만 닦아서 먹으면 효과가 더 크다.

먹는양은 설사가 나지 않을 정도로 하되 매일 같은 시간에 먹어야 하며 하루 총량가운데서 아침에 30%, 점심에 40%, 저녁에 30%정도로 먹는것이 좋다.

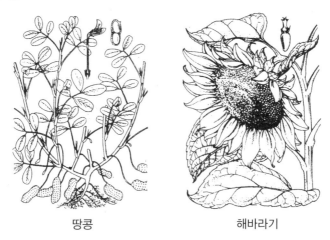

땅콩   해바라기

해바라기씨안에 들어 있는 리놀산, 칼리움, 비타민 B6도 동맥경화를 막는데서 좋은 작용을 한다. 해바라기씨는 또한 세포의 재생을 촉진하고 혈당량을 낮추며 고혈압병을 예방한다. 날것을 그대로 먹어도 되지만 닦아서 먹으면 효과가 더 크다.

먹는양은 설사가 나지 않을 정도로 하되 매일 같은 시간에 먹어야 하며 하루 총량가운데서 아침에 30%, 점심에 40%, 저녁에 30%정도로 먹는것이 좋다.

6) 혈관을 튼튼히 그리고 유연하게 하자면 메밀차

메밀은 알곡작물 가운데서 영양가가 높은 작물의 하나이다. 메밀에 포함되어 있는 주요 영양성분은 흰쌀이나 밀보다도 더 많으며 린, 칼리움, 마그네시움, 철, 칼시움과 같은 미량원소의 함유량은 밀의 3-4배에 이른다.

메밀에는 또한 비타민 P, B1, B2, E, C와 필수 아미노산, 그리고 혈관을 유연하게 하고 시력을 보호하면 뇌출혈을 예방하는 작용을 하는 루틴이 있다. 메밀에 있는 루틴은 비타민 C가 산화되어 파괴되는것을 막으며 혈관벽을 세게 하기에 혈관의 노화와 고혈압을 막아 낸다.

메밀꽃과 메밀짚의 침출액은 기관지염과 기관지 천식에서 가래을 삭게 할 뿐아니라 강장약으로도 이용된다.

메밀침출액을 만드는 방법 : 메밀꽃이 떨어 지기전에 대와 함께 거두어 더 여물도록 널어 놓았다가 한달반 또는 두달이 지나 충분히 마른 다음 가루를 낸다. 이가루를 차숟가락으로 1개정도 뜨거운 물 한컵에 넣고 물이 식을 때까지 우려서 약천으로 받으면 된다. 이렇게 받은 물을 40~50g씩 식사하기 20 30분전에 마신다. 어린이들으 어른의 절반량을 마시면 된다. 마시는 주기는 2~3주간 마신 다음 2~3주간 휴식한다. 이렇게 여러번 거듭할수 있다.

건강한 사람들이 병을 예방하려고 할 때에는 처음에 2~3주간 마신다음 석달 지나서 반복할수 있다. 이 침출액은 부작용이 없다.

4.혈액과 혈관

1) 영양가가 높고 빈혈을 막는 시금치

철과 엽산이 빈혈을 막는다. 시금치는 빈혈이 올때 좋다고 한다. 그것은 철이 혈색소의 중요한 구성 성분으로 되고 엽산은 악성 빈혈을 방지하는 물질이기 때문이다. 그리고 피를 맑게 하는데 필요한 비타민C는 시금치 100g 당 10mg 정도로 많다.

악성빈혈에 걸리면 몸의 기능이 매우 약해지고 특히 위산분비량이 적어져 심지어는 위암발생의 원인으로도 된다. 그러므로 엽산이 들어있는 시금치를 늘 먹어 빈혈에 걸리자 않도록 예방해야 한다. 더우기 비타민 C가 적으면 염산은 전혀 작용하지 않으므로 이러한 점에서 볼 때 시금치에 비타민C 가 많다는 것은 이모저모 좋다.

여하튼 빈혈은 여러가지 병에 걸리는 원인으로 되므로 만병의 기원으로 된다고 볼수 있다. 특히 악성빈혈은 빈혈가운데서 제일 악질인것만은 사실이다. 시금치는 비타민 A도 많다. 시금치를 100g정도 먹으면 비타민 A의 하루 필요양이 충족하고도 남음이 있다. 비타민 A가 모자라면 식도암에 걸린다고 한다

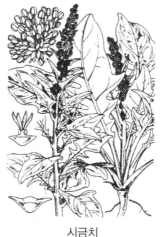

시금치

2) 혈액형과 수혈

수혈할때 피를 주고 받는 규칙을 어기면 생명이 위태롭게 된다. 피형이 같으면 서로 주고 받을수 있다. O형은 A형, B형, AB형에게 다 피를 줄수 있다. 그러나 O형은 O형외의 그 어떤 형의 피도 받을수 없다.

A형과 A형, B형과 B형은 서로 피를 주고 받을수 있다. 그리고 A형과 B형은 다 O형으로부터 각각 피를 받을수 있다.

AB형은 모든 형 즉 O형, A형, B형의 피를 받을수 있다. 그러나 자기피는 AB 외의 그 어떤 다른 피형을 가진 사람에게도 줄수 없다.

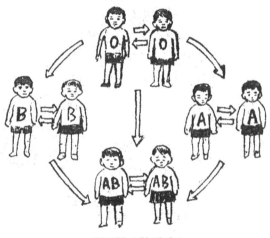

혈액형 수혈 관계도

3) 혈액과 순환

사람의 피량은 자기 몸무게의 약 1/13이다. 자신의 피량을 계산하자면 몸무게 1kg당 피량을 남자의 경우에는 약 80ml, 여자는 60ml로 보고 자신의 몸무게를 곱하면 된다. 그만한 양의 피가 1~2분의 속도로 몸을 돌면서 산소

와 영양물질을 세포에 운반하고 세포로부터 물질대사의 결과 생긴 탄산가스
와 배설물을 몸밖으로내보내는 일을 하고 있다.

한방울의 피에는 2억 5천만개의 세포가 있다. 적혈구는 뼈의 해면조직인
골수에서 만들어 지는데 어른에게는 250억개나 된다. 이적혈구를 한층으로
펴놓는다면 축구장 하나를 덮을수 있다. 적혈구는 분당 1억 8천만개의 속도
로 쉼없이 만들어 진다. 적혈구에 있는 철은 골수에서 재생가공되고 산소를
운반하는 혈색소(헤모글로빈)의 구성에 포함된다.

적혈구의 평균수명은 120일이고 적혈구 한개를 만드는데 약 6일간의 시간
이 필요하다. 피는 페를 통과하면서 산소를 받아 들여 혈색소에 주는데 혈색
소 한개 분자에 산소분자 4개가 붙는다.

산소로 포화된 피는 심장으로 돌아 가고 심장에서는 다시 피를 순환시킨
다. 백혈구 역시 골수와 림파, 비장, 흉선, 편도에서 만들어 진다.

백혈구의 수명은 여러가지인데 감염증에 걸리면 백혈구가 파괴되면서 교
체된다. 고름은 세균을 파괴하고 죽은 백혈구이다.

4) 식사법과 당뇨병및 고혈압

희랍의 의성 히포크라테스가 "음식물을 당신의 의사나 약으로 삼으시오"
라든가 "음식물로 고치지 못하는 병은 의사도 못고친다"라고 한 말이 가슴에
와 닿는 시대가 왔다. 여기게 약이나 의사도 고치기 힘든 현대의 난치병인 당
뇨병이나 고혈압을 환자 자신이 할 수 있는 식생활 개선으로 고친다는 새로
운 연구가 등장했다.

식사법을 잘 채택하면 심장병의 99%가 감소될수 있고 당뇨병은 100% 예

방할 수 있으며 이미 이들 질병으로 고생하는 환자도 80%는 고칠 수 있을 것이라고 미국 캘리포니아 장수연구소의 프리디킨 박사는 주장했다.

당뇨병은 고치기 힘든 병이므로 한 번 발병하면 운동이나 식이요법으로 더 악화되지 않게끔 하는 것이 여태까지의 상식이요 현대의학의 정설이었다. 고칠 수는 없고 겨우 겨우 조정할 수 있을뿐이라는 말이다. 그러나 새로운 당뇨병 치료식은 HFC 식사법, 즉 섬유질이 풍부한 전분질 위주의 식사법이라고 하는 것인데, 이것이 곧 현미, 채식과 같은 것이다.

섬유질의 비만방지 효과는 그것이 당분의 흡수속도를 지연시킨다는 알려진 사실이다. 바로 그 원리가 당뇨병의 예방에도 큰 도움을 주는 것이다. 예방에 좋은 것이 치료에도 좋다함은 상식이다. 당뇨병은 혈당이 높아지는 병이기 대문에 혈액중의 당분의 농도와 섬유질과의 관계를 생각해 보는 것이 이해하기 쉬울 것이다.

혈액속에 당을 남겨두게 되면 자연히 혈당치가 오를 수밖에 없는 것이다. 혈액 속의 당분의 농도가 어느 수준 이상으로 높아지면(1dl의 혈액속에 180mg 이상)당분은 소변으로 새어나온다.이것이 당뇨인 것이다. 섬유질이 풍부한 전분질 식품은 소화가 느리고 당분의 흡수가 서서히 되므로 혈액속의 당분의 농도를 갑자기 높이지는 않는다. 그래서 힘이 약한 당뇨병 환자도 어지간히 견딜 수 있게 되는 것이다.

당뇨병 환자도 마찬가지이다. 성한 사람이 먹는 것과 같은 양이라도 약해진 당분 처리 능력으로도 소화시킬 수 있도록 유도한다면 가능할 것이다. 바로 이러한 원리를 이용한 것이다. 섬유질이 풍부한 전분질 음식물은 혈액속에 조금씩 서서히 당분을 흘려 보냄으로써 당분의 처리를 쉽게 해주는 것이다.

5) 고혈압병 환자의 준칙

① 규칙적인 생활을 하는것

② 식사에서 균형잡힌 영양을 고려하는것

③ 적당히 운동하는 것

④ 충분한 잠을 자는것

⑤ 체중이 늘어 나지 않도록 하는것

⑥ 지나치게 짜게 먹지 않는것

⑦ 생채소, 바다나물 등을 될수록 많이 섭취하는것

⑧ 담배를 피우지 않는것

⑨ 변비가 생기기 않게 하는것

⑩ 밤늦게 술을 마시지 않는것

⑪ 더운 목욕탕에 들어가지 않는것

⑫ 몸을 지나치게 차게 하지 않는것

⑬ 급히 달리거나 빨리 계단을 오르는 일이 없게 하는것

⑭ 초조, 불안, 안절부절 못하는 것을 제거하는것

⑮ 정기적으로 의사를 찾아 혈압을 재보고 그에 따라 지시를 받도록 하는것

6) 중성 지방과 동맥경화

우리가 음식물로 섭취한 지방은 몸에 흡수되어 지방산과 글리세린으로 된다. 중성지방(트리글리세리드)의 정상값은 30~150mg/dl 이다. 중성지방은 몸안에서 주로 생명유지에 필요한 에네르기 원천으로 이용되며 나머지는 피하지방으로 된다. 이 중성지방에는 음식물로부터 흡수되는 외인성중성지방

과 당질, 알콜, 지방산 등을 가지고 장이나 간에서 합성되는 내인성 중성지방
이 있다.

식사후에는 외인성중성지방이 늘어 난다. 또한 오랜 기간 음식물을 섭취
하지 못할 때는 저장된 지방조직으로부터 피속에 방출되어 보충되는데 이때
에도 피속농도가 높아진다. 이와 같이 식사의 영향을 세게 받기때문에 중성
지방을 잴 때에는 식사후 12~16시간 지난 다음 즉 빈속에 검사하는것을 원
칙으로 한다.

중성지방은 비만한 사람, 술을 즐겨 마시는 사람, 단것을 좋아하는 사람,
간식을 많이 먹는 사람에게서 그 값이 높다. 그밖에 당뇨병이나 통풍이 있는
사람에게서도 높아 진다. 또한 중성 지방이 높으면 고비중(좋은) 콜레스테롤
이 낮아 진다.

한편 운동부족이나 과식에 의해 생기는 피하지방의 축적으로 콜레스테롤
이 많아 진다. 중성지방이 많아 지는것은 저비중(나쁜) 콜레스테롤과 함께 동
맥경화의 원인으로 된다.

7) 산소부족과 동맥경화

호흡을 깊이 천천히 쉬면 피흐름이 좋아 지고 모든 세포들에 산소를 충분
히 공급할수 있으며 동맥경화의 예방은 물론 그 진행도 멈출수 있다.

적혈구안의 혈색소는 산소와 결합하여 몸의 구석구석까지 산소를 공급
해 주는 역할을 한다. 우리몸은 산소가 없이는 정상활동을 하지 못한다. 특히
뇌의 신경세포에는 산소부족이나 산소 결핍에 매우 예민하며 경우에 따라서
는 몇분사이에 잘못될수 있다.

산소결핍의 원인의 하나가 일산화탄소중독인데 일산화탄소는 산소에 비하여 혈색소와 결합하는 힘이 240배나 세므로 적혈구가 산소를 운반하는 일을 방해한다.

오염된 공기를 적은양 들이킬 때에도 적혈구에서는 이상이 생긴다. 적혈구의 형태는 원반모양인데 모세혈관과 같이 가는 혈관을 통과할 때는 형태가 변형되었다가 큰 혈관에 이르렀을때 본래 모양으로 되돌아 간다.

담배연기안에도 일산화탄소가 포함되어 있는데 담배연기를 들이키면 경한 산소결핍상태가 생긴다. 이때 급성일산화탄소중독증상은 나타나지 않지만 동맥의 내벽이 상하고 피속지질함량이 높아 지면 적혈구의 변형능력도 낮아져 모세 혈관을 통과하기 어렵게 된다. 그 결과 산소의 운반이 장애된다.

이처럼 산소부족으로 혈관벽세포가 상하고 그것이 오래 지속되면 동맥경화를 일으킬 위험성이 높아 진다. 동맥경화가 생기면 점차 피흐름이 나빠 지고 결국 혈관이 막혀 심근경색이나 뇌경색 등이 생길수 있다. 일반적으로 일산화탄소결합혈색농도가 60~70%이면 죽음을 초래하고 50%이상에서는 뇌장애등 후유증이 생긴다.

또한 담배를 많이 피우는 사람에게서는 그양이 5%전후 그리고 담배를 피우지 않는 사람에게서는 0.5% 정도인데 오랜 기간 담배를 피우면 동맥경화에 걸릴수 있다. 때문에 동맥경화를 예방하려면 담배를 끊어야 한다.

환기가 나쁜 방에 오래 있어도 산소결핍이 나타나고 적혈구의 기능이 낮아진다. 특히 중노년기부터는 언제나 깊이 천천히 숨쉬고 신선한 공기를 충분히 들이키도록 의식적으로 노력하여야 한다. 그러면 몸의 구석구석에까지 산소를 공급할수 있고 혈관상태를 좋게 할수 있다.

■ **동맥경화증의 발생**

① 고혈압

② 당뇨병

③ 콜레스테롤 증가

④ 담배 등에 의해 동맥경화가 생기기 쉽다. 동맥경화가 진행되면 혈관이 좁아지고 피흐름이 장애된다.

8) 동맥 경화의 요인

① 가족 가운데 죄졸중, 심장병, 고혈압을 앓은 사람이 있다.

② 가족 가운데 당뇨병환자가 있다.

③ 혈압이 높다.

④ 피속에 콜레스테롤이나 중성지방이 많다.

⑤ 오줌으로 당이 나온다.

⑥ 통풍 경향이 있다.

⑦ 부정맥이 있다

⑧ 갑상선기능 저하증이 있다.

⑨ 담배를 하루 20대이상 피운다.

⑩ 많이 먹으며 기름진 고기를 좋아한다.

⑪ 비만한 축이다.

⑫ 술을 많이 마신다.

⑬ 성급하고 경쟁심이 세다.

⑭ 잠을 깊이 자지 못하고 늘 잠부족으로 괴로워 한다. 늘 초조해 하고 신경을 많이 쓴다. 운동량이 적다. 커피를 하루 여러번 마신다.

9) 심장동맥 경화증의 증상

① 어지럽다.

② 몸이 나른하고 피로하기 쉽다.

③ 계단을 오르면 숨이 차다.

④ 걷기만 해도 숨이 차다.

⑤ 춥거나 식사후에 가슴이 답답하다.

⑥ 새벽에 가슴이 답답해서 잠을 깬다.

⑦ 가슴이 짓눌리며 조이는듯한 느낌이 있다.

⑧ 가슴이 쑤시는듯이 아프고 그 아픔이 왼쪽 어깨나 왼손에까지 뻗친다.

⑨ 불에 달군 젓가락으로 지지는듯이 아프고 그 아픔이 오래 간다.

⑩ 다리가 무겁고 나른하다.

⑪ 발등이 붓는다.

⑫ 오줌이 잘 나가지 않는다.

⑬ 밤중에 오줌누려고 자주 일어난다.

10) 뇌동맥경화증의 증상

① 머리가 무거울 때가 많다.

② 자주 머리가 아프다.

③ 몸이 나른하고 피로하기 쉽다.

④ 목뒤덜미가 뻐근하고 무겁다.

⑤ 어깨가 걸린다.

⑥ 눈이 피로하기 쉽다.

⑦ 눈이 뿌옇고 잘 보이지 않는다.

⑧ 때때로 어지럽다.

⑨ 귀가 울린다.

⑩ 자칫하면 울고 싶어 한다.

⑪ 자주 화를 낸다.

⑫ 최근의 일도 생각나지 않고 잘 아는 사람 이름도 떠오르지 않는다.

⑬ 피부에 무엇이 닿으면 예민하거나 둔하다.

⑭ 손이 떨린다.

⑮ 손발의 동작이 둔하다.

⑯ 걷다가도 비틀거리는 때가 있다.

⑰ 말을 하다가 혀가 잘 돌아 가지 않는다.

⑱ 손발에 힘이 가지 않고 손에 쥐었던 것을 떨어 뜨린다.

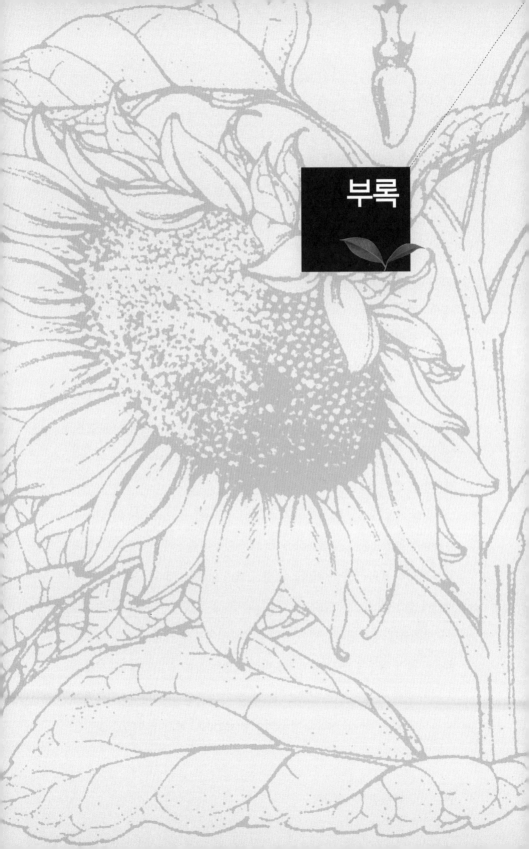

부록

1. 심천 사혈요법

1) 사혈은 왜 해야하는가

사혈은 사혈기를 이용해서 죽은 피인 '어혈'을 빼내는 것으로 혈관을 하수도 파이프로 보고 노폐물을 그 속에 쌓인 찌꺼기로 볼 때 하수도 파이프에 쌓인 찌꺼기를 빼주는 것이라고 생각하면 된다.

일단 사혈을 시작 할 때 하수구 통로를 청소하듯이 온 혈관을 대 청소한다는 의미를 부여하고 시작하면 큰 효과를 본다. 그리하여 어떤 증상 하나를 치료하기 위해서 사혈을 시작하였다고 할지라도 조금만 주의를 기울이고 세심하게 그 증상의 원인을 치료하다 보면 기타 부수적인 많은 질병의 증상이 더불어 호전되는 효과를 보게 된다. 심천사혈요법을 질병치료의 방법 중 가장 으뜸으로 본다. 침술, 한약, 물리치료 등은 어혈을 빨리 빼내기 위한 보조 치료법으로 사용한다. 인체의 세포는 살아있는 생명체로 먹어야 살고 먹어야 맡은 일을 할 수 있다.

먹이는 세포마다 모두 각자 따로따로 먹어야 하는데 각 세포마다 먹이를 공급해 주는 통로는 모세혈관이다. 이 혈관을 한줄로 이으면 5만km나 되며 피가 원활하게 돌려면 이 혈관들이 항상 열려 있어야 한다. 나이가 들수록 어혈이 많아져

모세혈관에 쌓여 혈관을 막아 피의 흐름에 장애를 주게 된다. 어혈이 어느 혈관을 막아 피를 못 돌게 하느냐에 따라 질병의 이름이 달라지니 모세혈관을 막아 피를 못 돌게하는 주범인 어혈을 몸 밖으로 뽑아내 버리는 치료법이야 말로 제일 완벽하고 재발을 하지 않는 치료법이라 하겠다. 어혈은 혈관을

따라 돌며 혈액으로서 가치가 있는 피를 말하는 것이 결코 아니다. 모세혈관에 쌓여 움직이지 않는 피로서 피의 순환에 장애만 주는 피를 일컫는 것이다.

어혈이 머무는 곳은 모세혈관으로 어혈은 혈관을 따라 이동하는 것이 아니라 대부분 모세혈관에 고착되어 있다. 어혈을 녹여 체외로 배설시키는 서양 정혈법이 있는가 하면 심천 사혈은 제자리에서 어혈을 밖으로 빼내는 방법이다. 그래서 그들은 사혈을 으뜸가는 치료법으로 본다.

진정 젊음을 되찾고 싶다면 힘이 들더라도 어혈을 뽑아주면 된다. 우리의 신체 구조는 어혈을 뽑아주면 질병 뿐 아니라 젊음도 어느 정도 까지는 돌아오게 되어있기 때문이다. 사혈은 어려서부터 하는 것이 이롭고 병은 더욱 악화되기 전에 고치는 것이 쉽다. 모든 병의 원인을 어혈이 혈관을 막는데서 비롯된다고 설명하는데 이 어혈이 많을 때 빼는 것과 적을 때 빼는 것에는 엄연한 차이가 있다.

쉽게 말해 위에 염증이 생긴 경우 그 초기에는 사혈만 해도 치료가 된다. 위암도 처음부터 위암에서부터 출발하지는 않았다. 위의 기능 저하, 위염 등을 치료하지 않고 방치한 결과 이것이 커져 위암이 된 것이다.

2. 자연 정혈요법(JC 요법)

1) 자연정혈요법에 필요한 기구

a. 모래알 크기의 1회용 침(바늘)

b. 금속성 침봉

위 작은 바늘을 아래 볼펜처럼 생긴 금속제 침봉에 끼워서 사용한다. 침봉의 상단을 누르면 찰칵 소리와 함께 순간적으로 피부 껍질을 찌른다.

침의 길이는 2mm이며 볼펜의 크기와 비교한 것.(피부의 껍질만 살짝 찌른다). 눈이 아니면 어디를 찔러도 안전하다. 최고 2mm 깊이의 바늘 구멍으로 피부의 어혈은 물론 신장, 심장, 두뇌, 간, 폐, 위장 속의 어혈도 모두 뽑아 버린다.

위 모래알 크기의 바늘로 피부껍질을 찌른 다음 진공원리를 이용하면 몸 속 깊은 곳 모세혈관에 박혀 있던 피 찌꺼기가 쏘~옥 빠져나온다.

어혈 덩어리가 숨어 있는 곳을 찾아내는 방법, 혈자리, 순서, 기술, 치료원리, 주의사항, 기본과정, 전문과정을 집에서 책으로 읽기만하면 된다. 10시간이면 완성한다. 어혈이 모여 있는 자리를 족집게 처럼 찾아서 뽑아내는 기술이 중요하다. 어혈을 뽑는 방법, 안전수칙, 순서, 어혈의 흐름 원리, 병의 발생과 소멸의 원리를 반드시 알고 해야 한다.

＊**주의사항** – 원리를 모르고 실천하면 안된다. 예를 들어 무릎관절이 아프다고 무관절부터 시술하거나 손이 아프다고 손부터 시술하는 것은 매우 잘못된 방법이 인체생명의 이치를 따라야 하고 자연정혈요법에 바른 길을 따라야 한다

헌것을 버려야 새것을 얻는다.

생리학적으로 어혈을 뽑아버린 만큼 깨끗한 새 피가 만들어진다. 이치는 피부와 같다. 다쳐서 피부의 살점이 떨어져 나간 곳(상처)에 새 살이 돋아난다. 살점이 돋아날 이유가 없는 것처럼, 어혈을 제거하지 않으면 새 피가 생성될 이유가 없다. 자연요법으로 나쁜 피를 제거한 만큼 맑고 깨끗한 새로운 피가 만들어 진다.

c. 부항 한 세트

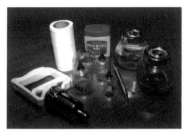

정혈(사혈) 준비물

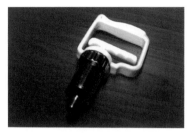

진공 압력기

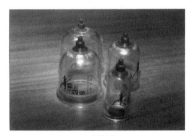

부항컵

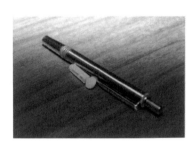

정혈(사혈) 펜

2) 현대의학과 자연 정혈요법 비교

구분	현대의학	자연정혈요법 (JC요법)
진단방법	소변검사, 피검사, 혈압검사, 각종 촬영(MRI, CT, 방사선), 내시경 등등.	초등학생도 금방 배울 수 있는 간단한 자연의 원리 한가지를 이용.
진단결과	환자는 아파서 죽을 지경인데도 이상 없다고 진단하거나 엉뚱한 병으로 오진한다. 암의 50%는 오진이라는 말이 있다. 암이 아닌 것을 수술해놓고 암치료를 성공했다고도 한다. 환자도 그렇게 믿는다. 암 뿐만이 아니다.	환자의 느낌 그 자체가 진단이요 치료의 대상이다. 가려우면 가려운 병이고 피곤하다면 피곤한 병이다. 게다가 환자가 느끼지 못하는 병들도 거울 보듯이 다 드러난다. 환자가 입 꼭 다물고 있어도 1~4곳만 만져보면 만 가지 병이 다 드러난다. 얼굴을 보고 몸매만 보아도 병이 다 보인다.

치료방법	병의 근본 원인을 그대로 두고 진단의 결과만을 치료한다. 감기라면 감기 바이러스를 약으로 죽이는 방식. 항생제, 진통제 등의 약물이나 고가의 장비를 사용. 6만 종류의 병균을 분류하고 성분을 분석하여 수만 가지의 약을 개발하려고 한다.	병의 근본 원인을 제거한다. 신체의 1~4곳만 가볍게 손질하면 100가지병을 무더기로 물리치고 예방도 한다.
결과	처음부터 치료가 안되거나 재발한다. 결과 하나만 치료하므로 또 다른 병을 유발한다. 두통약을 남용하여 위장병을 일으키는 등. 방사선을 잘못 쬐어 생명을 잃는 등의 각종 의료사고 발생.	J-C요법으로 치유가 안 될 수 없다. 병의 원인을 제거 했으니 재발은 없다. 약, 주사, 기계 등을 사용하지 않기 때문에 의료사고는 없다.
난이도	30년 공부한 의사들도 80%는 실패한다. 못 고치는 병이 80%다.	초등학생도 금방 배울 수 있다. 거의 모든 병을 다 고친다.
치료비용	전 재산을 바쳐도 치유가 안 될 수도 있다.	집에서 내 손으로 내 가족까지 비용은 완전히 무시해도 좋다.
치료기간	?????	시간과 자유의 제한도 전혀 없다.

현대의학은 60대에 사망하면 아쉽고, 70대에 사망하면 당연하고, 80대에 사망하면 다행한 것으로 보지만, J-C요법은 100세를 넘기지 못하고 사망하면 이상하다고 한다.

3) JC요법 진단 방식

소변검사나 피검사를 하는 것이 아니다. 내시경이나 MRI 등의 첨단 장비를 사용하는 것은 더욱 아니다. 안방에서 초등학생도 스스로 할 수 있는 간단한 방법으로 진단한다.

정혈요법으로 5분정도만 진단해 보면 환자의 '아프다'는 말이 진담인지 다 밝혀진다. 아픈 곳이 없다고 내숭을 떠는 사람도, 자신은 건강하다고 큰소리치는 사람도 J-C요법으로 검진해 보면 다 밝혀진다.

얼굴색이 나쁘다는 것도 중병으로 취급하고 치료를 서둘러야 한다. 정혈요법의 진단은 환자 자신의 느낌보다도 더 정밀하다.

이 사람은 무슨 병이 몇 %까지 발전했는지, 앞으로 어떤 병이 올 것인지까지 정밀한 진단이 가능하다.

환자의 느낌과 병원의 종합검진으로는 아무 이상이 없다고 할지라도 J-C요법으로 진단해 보면 뜻밖의 놀라운 결과를 자신의 눈으로 확인할 수 있다.

현대의학의 종합검진에서는 제 아무리 '이상없음'이라는 판정이 나왔다 할지라도 J-C요법으로 검진하면 모든 병이 다 밝혀진다. 특히 암이나 뇌졸중 등의 무서운 병은 오기전에 예방하는 것이 현명하다. J-C요법으로 확실하게 예방한다.

40대 이상이면 누구나 자연정혈요법을 해야하고 30대의 약 70%, 10-20대의 40% 정도는 JC요법으로 건강관리를 서둘러야 한다.

청소년도 암이나 백혈병, 당뇨병, 신부전증 등의 성인병에 심각하게 노출되어 있는 현실이다. JC요법은 치료와 예방의 구분이 없다.

4) 현대의학의 문제점

현대의학이 환자의 병을 치료할 수 있는 능력은 20%정도 뿐이라는 말은 모든 의사들도 인정하는 말이다. EBS TV 에서 동양의학을 강의한 바 있는 저명한 한의사 김홍경은 2001년 1월 2일 방영된 강의에서 '의사에게 너무 의존하지 말라.

만약 병을 고치는 비율이 30%가 되는 의사가 있다면 그는 명의에 속한다.'고 한 것으로 보아도 일반적인 의사는 20%이하로 보면 틀림없다. 그나마 어렵게…

그렇다면 나머지 80%는 … 죽는 길 뿐이다. 지금 이 순간에도 죽어가고 있다. 미국의 어떤 의학박사는 다음과 같은 유명한 발표를 하였다.

중세에 유럽을 휩쓸었던 대 열병(페스트, 흑사병)은 이를 물리치기 위해 사용된 약물 때문에 더 많은 사람들이 희생 되었다. 차라리 방치하여 두었더라면 희생을 반 이하로 줄였을 것이다. 통곡할 일이다. (약물은 신과 자연의 섭리에 역행하기 때문이다).

고령화 사회, 노인의 세상이라 하지만, 대부분의 노인들은 평생동안 모은 재산을 각종 질병의 치료에 몽땅 탕진하고 자식들에게도 치명적인 피해를 주고 있는 실정이다. 병원에 가지 않고도, 비싼 약을 쓰지 않고도 노인병을 간단히 다스리고, 병마의 고통없이 장수하는 노후생활의 길을 열어야 한다.

바로 이것이 자연 JC요법이다.

최근 미국의 의료계에서 만화로 발표한 바에 의하면 아래와 같다. (이상구 박사)

인간의 질병 = 집안의 수도꼭지가 고장나서 방바닥으로 물이 새는 것에 비유. 의사의 역할은 고장난 수도파이프를 고치지는 못하고 새어나온 물을 열심히 청소하는 역할만 할 뿐이다. 다시말해 '현대의학은 병의 근본원인을 해결하지 못하고 끝없이 헛고생만 하고 있다'는 설명. 시간이 지나면서 수도꼭지는 점점 더 많이 새고 청소도 포기해야 하는 단계(죽음)가 온다는 설명이다. 고장난 수도꼭지에서 새어나온 물을 열심히 청소하는 의사와 간호사, 고장난 수도꼭지를 고치는 방법이 현대의학에는 없다.

– 이상구 박사 강연내용 중에서–

이런 유행어가 있다. '감기 치료는 병원에 가면 7일 걸리고 병원에 안 가면 1주일 걸린다.'병원에 안 가는 것이 이익이란 뜻이다. 대부분의 선진국가에서 감기를 의료보험에서 제외하는 이유가 뭘까? 병원에서 주사 맞고 약을 먹는다고 감기가 치료되는 것이 아니기 때문이며, 공연히 환자와 의사가 모두 시간만 낭비하고 의료보험만 비싸게 부담해야 하기 때문이다. 감기는 영어로 cold(냉, 한기) 이다. 그럼에도 병원에 가면 해열제나 진통제를 준다.

정말 이해 못할 일이다. 감기 치료를 포기했다는 증거이다. 그냥 감기 환자가 병원을 찾아 왔으니까 치료하는 시늉만 하는 것이다. 감기란 어차피 시간이 지나면 환자의 면역력에 의하여 저절로 낫는 것이다. 밀물도 시간이 지나면 썰물이 되어 물러가는 것처럼… 감기 바이러스의 종류는 대략 6,000 종이다. 그렇다면 감기약의 종류도 6,000가지로 나누어 처방을 해야 하는데 그것은 현실적으로 불가능하다. 지독한 항생제를 투여하면 쉽게 나을 수도 있지만, 항생제와 진통제가 몸에 너무 해롭다는 것을 생각하면… 저절로 낫도록 조금만 기다리는 편이 훨씬 이익이다. 항생제는 사용하면 할수록 더 많이 사용해야 한다. 사용할수록 약효과는 떨어지므로…

매스컴에 보도된 내용 – 현대의학이 항생제를 지나치게 남용하여 그동안 인류가 개발한 3대 항생제가 모두 새로이 발생한 세균에 대해서는 효력이 없어서 환자의 생명을 구하지 못하는 사례가 국내에서도 속출하고 있다. 만약 현대의학이 새로운 (제4세대) 항생제를 속히 개발하지 못할 경우에는 인류는 대재앙을 부를 수도 있다… 2004년 12월 국민건강보험공단과 식약청(식품의약안전청)이 실시한 〈항생제 사용 실태 조사〉에 따르면 〈항생제가 감기 치료에 도움이 안 된다〉고 대답하는 의사가 67%나 되었고 〈도움이 안 되는 줄 알면서도 항생제를 과다 처방하고 있다〉고 대답하는 의사가 66%나 된다고… TV에서 크게 보도되었다.

2006년 1월 초순, 항생제를 기준치 이상으로 사용한 병원의 명단을 공개하라는 법원의 판결이 내려졌다. 항생제는 너무나 해롭기 때문이다.

인생은 돈 벌기 위해 건강을 다 바쳤다가 그 후 건강을 되찾기 위해 번 돈을 다 바쳐도 건강을 되찾지 못한다고 할 정도로 의료비가 엄청난 현실이다.

5) 현대의학의 중요성

교통사고나 안전사고로 뼈가 부러지고 다친 곳 – 이것은 자연정혈요법의 분야가 아니고 현대의학의 몫이다. 현대의학의 훌륭한 측면은 이 외에도 무수히 많다. 의치, 의족, 성형, 수술 등등… 그러나 병을 고치고 예방하는 일에서는 정혈요법 앞에서 할 말이 없을 것이다.

교통(안전)사고의 후유증이나 성형 수술의 부작용을 치료하고 치아(잇몸)의 건강을 지키는 방법은 단연 자연 JC요법 뿐이다.

약물을 사용하지 않고서도 혈압수치나 당수치를 내리게 하는 것이 진정한 치료효과이다. 약물을 중단하면 더욱 수치가 올라가는 것은 약물의 위험성을 입증하는 것이다. 약물의 노예가 되고 몸은 더욱 오염된다.

혈전용해제의 위험성 – 피를 부드럽게 하여 준다는 각종 혈전용해제는 고혈압약과 같은 것으로 먹다가 중단하면 혈액이 금방 **뻑뻑**해져서 중증 환자의 경우에는 의사가 절대로 중단하지 못하게 할 정도이다. 혈압이 매우 높은 환자가 혈압약을 중단하면 매우 위험하다.

6) JC요법 기본

병을 고치고 예방하려면 병이 왜 오는지를 알아야 한다. 질병은 크게 두 가지 〈세균성 질병〉과 〈순환기성 질병〉으로 나눈다. 세균성 질병은 가벼운 병이고 순환기성 질병은 무서운 병이다.

a. 세균성 질병

감기, 콜레라, 장티프스, 결핵, 종기 들이 이에 속한다. 현대의학에서도 세균성 질병은 큰 문제로 보지 않는다. 세균을 없애기만 하면 거의 다 낫는다.

그런데 주사나 약물을 사용하면 인체에 매우 해롭다. 약물이나 주사는 백혈구의 기능을 점점 나약하게 만들어서 갈수록 더 독한 약과 더 많은 약을 투여해도 병은 더 악화되기만 한다. 혈액이 맑고 순환이 잘 되면 백혈구의 기능이 왕성하여 세균성의 질병은 접근도 못한다. 백혈구는 신(神)이 만든 최대의 항생제이다.

b. 순환기성 질병- 현대의학이 가장 무서워하는 것

암, 고혈압, 심장병, 간 질환, 위장병, 두통, 탈모, 신장(콩팥)병, 신부전증,

백혈병, 피부병, 아토피⋯ 피가 오염되고 찌꺼기가 발생하여 수많은 모세혈관을 막고 피가 순환하지 못하고 있다.

7) 병의 종류와 치유원리

현대의학에 따르면 병의 종류도 만 가지가 넘고 약물과 치료법도 만 가지가 넘는다. 30년을 공부하고 경험을 쌓은 의사들도 병과 약물의 종류를 다 아는 의사는 아무도 없다.

병을 이름 짖기에 따라서는 천 가지도 되고 만 가지도 넘는다. 종합병원에는 1가지 병을 가지고 치료하는 방법은 100가지가 넘고 약이름도 100가지가 넘는다.

현대의학의 백과사전을 살펴보면 〈피부병〉 한 가지만 하여도 그 종류가 수 백가지로 쪼개지고 그에 따른 전문의학 용어도 끝없이 전개된다. 그렇게 복잡하고 많은 전문용어를 30년동안 다 암기했다 할지라도 환자를 쉽게 치료하지 못한다면 무슨 소용인가?

병의 종류가 아무리 많다고 할지라도 하나로 압축하여 〈피 안도는 병〉이라 하면 될 것이고 약물과 치료법이 아무리 많다고 할지라도 하나로 압축하여 〈피 잘 돌고 맑게 하는 방법〉이라 하면 된다. 그 이상도 그 이하도 아니다.

〈피 잘 돌고 맑게 하는 방법〉만 알면 현대의학이 고치지 못하는 모든 병을 고친다. 암, 당뇨병, 신장병, 백혈병, 골다공증, 아토피, 퇴행성 관절염, 정신병까지⋯ 에이즈와 나병을 제외하면 모든 병을 고치고 예방한다.

현대의학이나 종합병원이 못 고치는 병은 〈피 잘 돌고 맑게 하는 확실한 방법〉을 모르기 때문이다.

8) 모든 순환기성 질병

통증, 머리병, 비만, 허약, 심장병, 동맥, 호흡기병, 간(肝), 위장병, 신장병, 눈 입 귀 코, 당뇨, 뼈, 디스크, 척추, 관절염, 피부병, 암, 백혈병, 우울증, 정신병, 치매… 등이 순환기성 질병이다.

아래 열거한 모든 병은 JC요법으로 간단히 치유할 수 있다. 이치를 알지 못하면 무슨 기적같은 소리로 들리겠지만 이치와 원리를 알면 그저 당연할 뿐이다.

암에 대한 J-C요법과 현대의학의 시각 차이

구분	현대의학	자연정혈요법 (JC요법)
원인진단	중금속 등의 발암물질이 원인	체 세포가 살기 어려운 환경이 원인
치유법	암이 발생한 원인은 그대로 두고 수술, 방사선 요법으로 암세포 그 자체만을 제거한다.	암이 발생한 원인(오염된 피와 찌꺼기)을 제거한다. 말기 환자에 대해서는 수술이나 방사선 요법이 더 시급하다. 그러나 수술후에는 반드시 J-C요법이 필요하다.
재발방지	항암제, 항암식품 복용 등. 암이 발생한 원인을 그대로 두었기에 수술 후에 재발하기 쉽다.	암이 재발(발생)하고 진행되는 근본 원인(환경)을 제거한다. 수술 후에 J-C요법을 이용하면 확실히 재발을 방지할 수 있다.
예방법	각종 중금속이나 농약 등의 발암물질을 멀리하고 항암식품을 섭취하며, 스트레스를 피하는 등.	이미 몸 속에 침투한 발암물질을 J-C요법으로 제거한다. 또한 J-C요법으로 오염된 피를 맑게 하는 것이 최선의 항암제이다. 모든 항암식품은 피를 맑게 하려는 목적이다. J-C요법은 초강력 항암제다.

암 환자에게 가장 중요한 것은 피를 오염시키거나 어혈을 생성하는 음식물이나 행동을 금하는 것이다. 음식은 반드시 유기농법이나 자연산을 고집한다. 이것이 모든 현대의학의 기본수칙이다. 그런데 현대의학은 이미 몸속에 쌓여있는 어혈(발암물질)에 대해서는 아무런 대책이 없다. 발암물질과 스트레스를 피하는 것은 현실적으로 불가능하다.

항암제와 항암식품으로는 막힌 모세혈관을 절대로 열지 못한다.

위 내용을 정리하면 – 몸 속에서 발암물질이 있는 곳에 어혈이 있고, 어혈이 있는 곳에 암이 발생(재발)한다. 어혈이 많은 곳에는 피가 흐르지 못하여 산소와 영양공급이 부족하여 체세포가 암세포로 발전한다.

9) 일반적인 치료원리

운동이 건강에 좋다는 이유는 혈액순환을 촉진하고 산소를 많이 마셔 피 속의 영양소를 산화시켜 탁한 피를 맑게한다.

그러나 막혀버린 모세혈관은 끝내 열지 못하고 더욱 막히면서 운동선수도 끝내 쓰러지고 세계의 권투왕 알리도 머리에 혈관이 막혀 세계적인 슬픈 뉴스를 만들었다.

a. 마사지나 지압, 열찜질이 좋다는 이유는

피흐름이 느리거나 막힌 곳을 일시적으로 잘 흐르게 한다. 그러나 완전히 막혀버린 모세혈관은 절대로 열지 못한다. 마사지나 열찜질로 막힌 곳의 어혈을 풀어준다 할지라도 그 어혈은 결국 몸속의 다른 곳에서 또 막히거나 피 흐름을 방해한다.

b. 전신욕이나 반신욕이 좋다는 이유는

몸을 따뜻하게 하면 혈관이 확장되고 굳은 피가 부드러워져서 혈액순환이 잘된다. 그러나 일시적인 효과 뿐이다. 병 고치려고 수년동안 매일 사우나 한증막을 이용한 사람이 이렇게 말했다. 〈목욕탕에 갖다바친 돈이 집 한 채 값은 될 거예요. 많은 시간까지 뺏기면서…〉

일시적인 효과는 있지만 완전히 막혀버린 모세혈관은 열지 못한다. 욕탕에서 나와 몸이 식으면 피는 다시 굳어버린다.

c. 침술이 병을 고친다는 이유는

몸에는 모세혈관처럼 신경선이 빈틈없이 깔려 있다. 신경선에는 전기가 흐른다. 그 곳을 금속 바늘로 찌르면 많은 신경선들의 피복이 벗겨지면서 신경선끼리 누전과 합선의 원리에 의해 열이 발생한다. 열은 그 자리의 어혈이 풀리게 하여 통증이 사라질 수도 있다. 그러나 꽉 막혀버린 모세혈관의 어혈은 절대로 풀지 못한다. 풀렸다 할지라도 그 어혈은 그대로 온몸에 남아서 다른 곳에 쌓인다.

사람의 육체는 인간(의사)이 만든 것이 아니고 신(神)이 자연의 섭리로 만들었다. 사람의 질병은 의사가 만든 약이나 기계로 치료할 수 없다. 자연 법칙으로 치료하면 기적처럼 낫는다. 병이 올 수도 없다.

10) 늙고 병들고 죽어야 하는 이유

몸에는 수많은 모세혈관이 분포되어 있다. 나이를 먹으면서 이 모세혈관들은 하나씩 둘씩 막히기 시작하여 혈액순환을 어렵게 한다. 피가 잘 돌지 아니하면 장기들의 기능도 떨어진다. 장기들의 기능이 점점 떨어지면 결국 병들고 죽는다.

모세혈관이 막히는 이유와 과정은 별도로 설명하기로 하고 막혀버린 수많은 모세혈관을 다시 열어주기만 하면 모든 병은 달아나고 체력은 솟아 오른다. 한의원이나 종합병원이 자연정혈요법을 이용하기 곤란한 이유는 이 세상 모든 병원과 의원이 JC요법으로 사람을 치료해 준다면 정말 환상적인 세상이 될 것이다.

그러나 그런 일은 기대하기 어렵다. 너무 쉬워서 이다. 병원이 JC요법을 사용한다면 환자에게 〈집에서 스스로 행하라〉고 말하는 것과 다를 바가 없고 병원은 스스로 문을 닫아야 하기 때문이다.

a. 건강해 보이는 사람도 일단 정혈요법으로 진찰해 보면 온갖 병이 다 드러나는 것을 자신의 눈으로 똑똑히 확인을 하기 때문에
b. 즉석에서 시원하게 치료가 되는 것을 환자 자신의 느낌으로도 알기 때문에
c. 남의 손에 맡기지 말고 배우는 것이 더 편하고 쉽다. 자신의 가족과 소중한 사람들 모두를 위해서라도
d. 누구든지 스스로 할 수 있는 길을 열어주어야 한다

참고문헌 및 인용문헌

곤도 히로시 ; 장수비결 100선. (오성 출판사, 1993)

권은경 ; 간단한 음식으로 보약 만들기. (하나 플러스, 2009)

기준성 ; 미국인의 자연 요식법. (행림 출판사, 1984)

김기현 ; 원색 세계 약용 식물도감. (한미 허브 연구소, 2010)

김용운 ; 웃음 건강학. (예영 커뮤니케이션, 1997)

김윤선 ; 면역력. (모아 북스, 2009)

김윤선 ; 영양요법. (모아 북스, 2010)

김진목 ; 위험한 의학, 현명한 치료. (도서 출판 전나무 숲,2008)

김현삼 외 ; 식물 원색도감. (과학 백과사전 종합 출판사, 1988)

김현표 ; 웃음 치료. (모아 북스, 2011)

나이토 히로시 ; 이것이 화제의 건강상식. (PHP Institute, Inc, 2003)

리용재 외 ; 식물명 사전 (과학 백과사전 종합 출판사, 1984)

마상원 영양문제 특별 위원회 ; 잘못된 식생활이 성인병을 만든다. (형성사, 2009)

배기환 ; 한국의 약용 식물. (교학사, 2000)

복전원차랑 ; 원색 약초도감. (북육관, 1994)

송성현 ; 인간 자연치유. (도서출판 청조사, 2005)

신준식 ; 몸의 보약 마음의 보약. (하나 미디어, 1993)

안덕균 ; 민간요법. (을지출판사, 1989)

안덕균 ; 한국 초본도감. (교학사, 1998)

와타나베 쇼 ; 기적의 니시 건강법. (태웅 출판사, 2004)

원종익 ; 건강 정보, 그 숨겨진 비밀. (예가, 1997)

유수경 ; 이것이 화제의 건강상식. (아카데미 북, 2000)

이명복 ; 체질을 알면 건강이 보인다. (대광 출판사, 1993)

이부경 ; 건강혁명. (우리 출판사, 1997)

이연희 ; 내 몸을 고치는 셀프 마사지. (삼성 출판사, 2005)

이영노 ; 한국 식물도감. (교학사, 1996)

이창복 ; 대한 식물도감. (서울 향문사, 1980)

이풍언 ; 이야기 초본 강목. (팬더 북, 1996)

이희영 ; 과학적 건강 가이드, II. (진원 미디어, 1999)

임록재 ; 조선 약용식물. (농업 출판사, 1993)

장광진 ; 약용식물 대사전 (2004)

정창환 ; 한의학 생활 혁명. (도서 출판 도설, 2008)

정태현 ; 한국 식물도감. (上下 신지사, 1956)

차종환 ; 발 마사지와 신체 건강법. (오성 출판사, 1996)

차종환; 발 건강, 장수 건강. (태을 출판사, 1997)

차종환 ; 건강 장수 백과. (태을 출판사, 2000)

차종환 ; 항로 회춘. (나산 출판사, 2000)

차종환 ; 민간요법 보감. (태을 출판사, 2002)

차종환 ; 한국 자연치유요법학회, 인체 자연치유학. (청조사, 2005)

허준 ; 가정한방 동의보감. (광명 출판사, 1999)

홍성찬 ; 신비한 과일 요법. (태을 출판사, 2001)

Abo Toru ; The Immune Revolution. (Toru Abo, 2003)

Alt, Carol ; Eating in the Raw. (New York Clarkon Potter, 2004)

Becker, Robert O and Gary Selden; The Body Eletric. (New York,
William Morrow, Quill, 1985)

Brantley,Timothy ; The Cure— Heal your body, Save your Life.
(John Willy & Sons International Right Inc, 2007)

Calbom, Cherie and Maureen Keane; Jucing for Life. (New York ,Avery Books, 1992)

Emoto Masaru ; The Hidden Messages in Water. (New York, Atria, 2005)

Goldberg, Burton ; Alternative Medicine. (The Definitive Guide,
Berkely, Calf, Celestial, 2002)

Mendelson, Robert S ; Conffession of Medical Heretic.
(Contemporary Pubishing Group, 1979)

Walker, N.W ; Fresh Vegetable and Fruits Juices. (Norwalk Press, 1970)

Walker, N.W ; The Natural Way to Vibrant Health.
(Ottawa, ILL, Caroline House, 1976)

Weil, Andrew ; Spontaneous Healing. (Alfred A Knopf Inc, 1995)

판권
소유

깨끗한 피로 장수하는~

정혈요법

인쇄일 | 2016년 12월 10일
발행일 | 2016년 12월 20일
지은이 | 차종환 박사
대 표 | 장삼기
펴낸이 | 신지현
펴낸곳 | 도서출판 사사연

등록번호 | 제 10-1912호
등록일 | 2000년 2월 8일
주소 | 서울 강서구 강서로 29길 55 301
전화 | 02-393-2510, 010-4413-0870
팩스 | 02-393-2511
인쇄 | 성실인쇄
제본 | 동신제책사
홈페이지 | www.ssyeun.co.kr
이메일 | ssyeun@naver.com

값 14,000원

ISBN 979-11-956510-6-1
잘못 만들어진 책은 바꾸어 드립니다.